Richtiges Diäten

Impressum:

An der Pulvermühle 35
51105 Köln

www.richtiges-diaeten.jimdo.com
www.richtiges-diaeten@gmx.de

ISBN-10: 149547237X
ISBN-13: 978-1495472374

Erst-Auflage (gebundene Version)

Richtiges Diäten

Schluss mit den Märchen

von Stefan Fraißinet

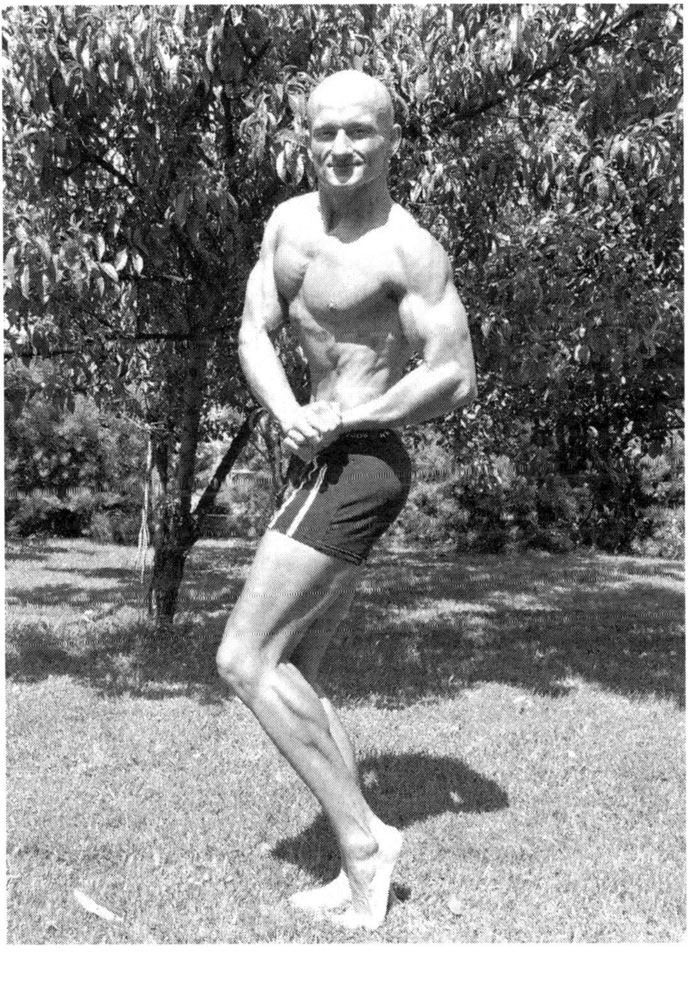

Inhalt

Vorwort

Dieses Buch richtet sich überwiegend an sportlich aktive Menschen, insbesondere an ernsthaft Trainierende, Bodybuilder, Kraft- und Hobbysportler oder Solche, die es ab sofort werden möchten und endlich wissen wollen, wie man erfolgreich Körperfett verliert. Eine gewisse Motivation bzw. Disziplin sollte also vorhanden sein!

Falls Sie sich allerdings erhofft haben, hier irgendein neues Geheimnis zu finden, mit dem man ohne Sport und ohne die geringste Entbehrung schlank werden bzw. abnehmen kann, dann muss ich Sie leider enttäuschen. Es gibt keine Abkürzungen oder Wunder, wenn es darum geht sein Körperfett auf ein maximales Minimum zu reduzieren!

Regelmäßiges Training/ sportliche Aktivitäten sind bei diesem Vorhaben einfach unverzichtbar und stehen immer an erster Stelle. Ganz ohne Sport/ Bewegung geht es einfach nicht! Nur wenn Sie das verinnerlicht haben und auch umsetzen, macht es überhaupt erst Sinn, eine richtige Diät zu halten. Dazu werde ich aber im Verlaufe des Buches noch einmal kurz zurückkommen.

Ich werde Ihnen also keine Märchen verkaufen. Die gibt es (wie Sie sicher schon bemerkt haben) auf dem derzeitigen Buchmarkt bzw. in der Fitnessszene schon genug. Stattdessen werde ich Ihnen eine simple Vorgehensweise nahebringen, mit der jeder erfolgreich abnehmen bzw. Körperfett verlieren kann. Zugegeben, es ist nicht einfach, aber simpel!

Das Buch enthält unter anderem eine kurze, präzise und derzeit einmalige Diät-Anleitung mit Erfolgsgarantie. Sie beschränkt sich ausschließlich auf das Wissenswerte bzw. wirklich Notwendige einer richtigen Diät und lässt die wissenschaftlichen Hintergründe bewusst außen vor. Denn eine Diät sollte vor allem in der Praxis funktionieren und nicht nur auf dem Papier überzeugen können!

Wenn Sie also zu der Zielgruppe dieses Buches gehören, dann können Sie beruhigt weiterlesen und bald richtig „Gas geben". Allen anderen rate ich im eigenen Interesse das Buch schnellstmöglich wieder beiseite zulegen und weiter auf das Wunder zu warten, welches niemals kommen wird!

In diesem Sinne wünsche ich Ihnen alles Gute und viel Erfolg!

Stefan Fraißinet

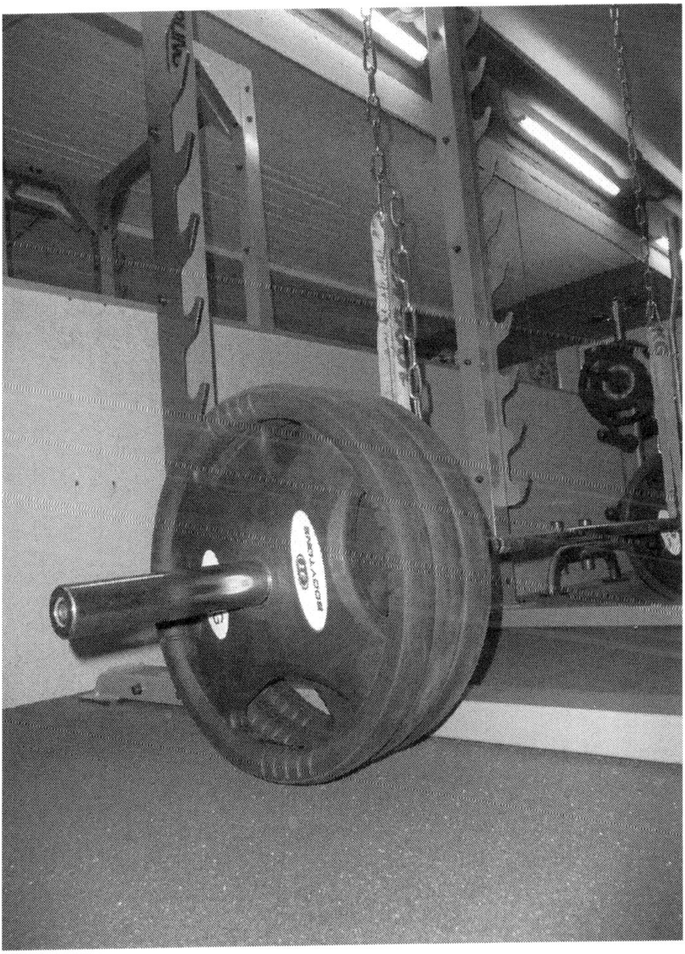

Vorher-/ Nachher-Fotos des Autors

Die folgenden Fotos zeigen einen kleinen Ausschnitt meiner eigenen körperlichen Entwicklung in einem Zeitraum von knapp 2 Jahren (September 2010 bis Juli 2012). In dieser Zeit führte ich regelmäßig intensives Krafttraining/ Bodybuilding (P.I.T.T.-Force® von Karsten Pfützenreuter) aus und hielt von März 2012 bis Juli 2012 eine 20-wöchige Diät, in der ich exakt 20kg abgenommen habe. Genau diese Diät werde ich Ihnen jetzt in diesem Buch Schritt für Schritt erläutern.

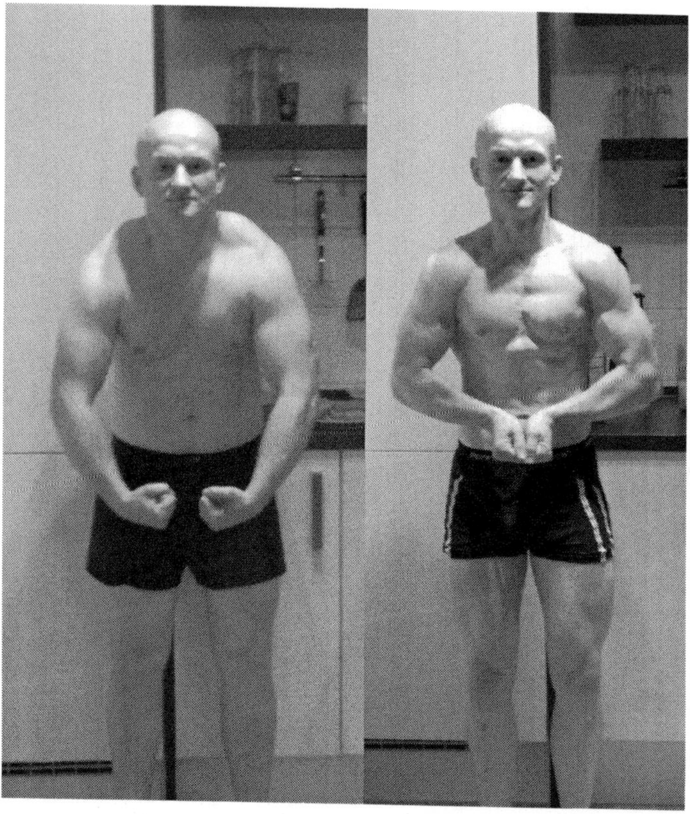

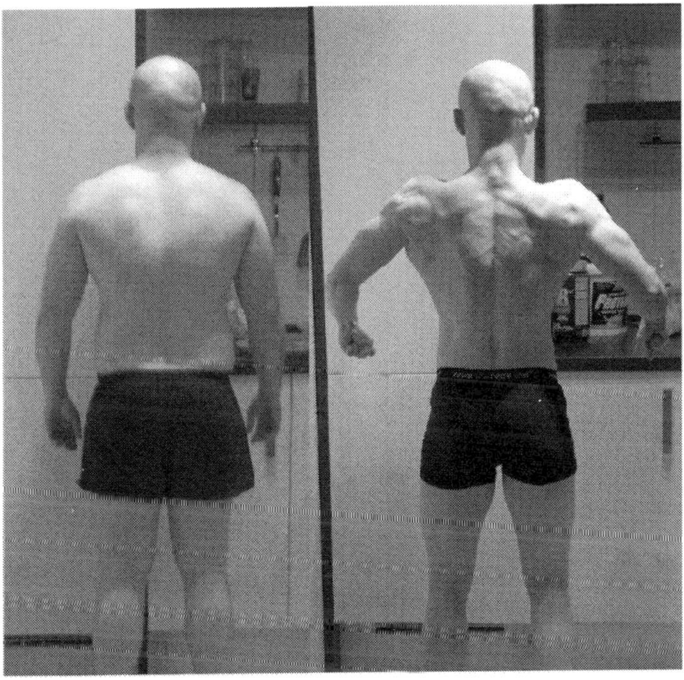

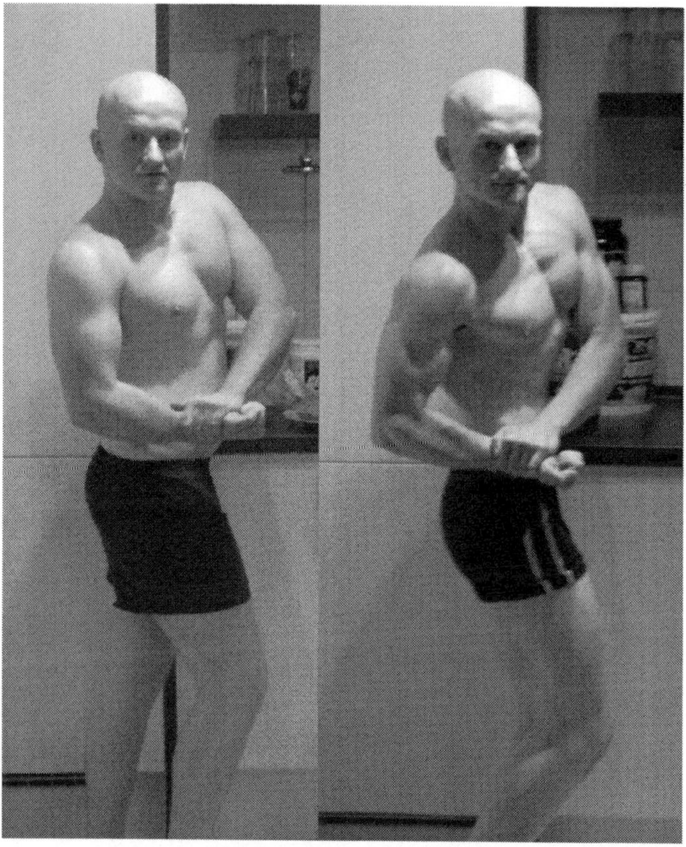

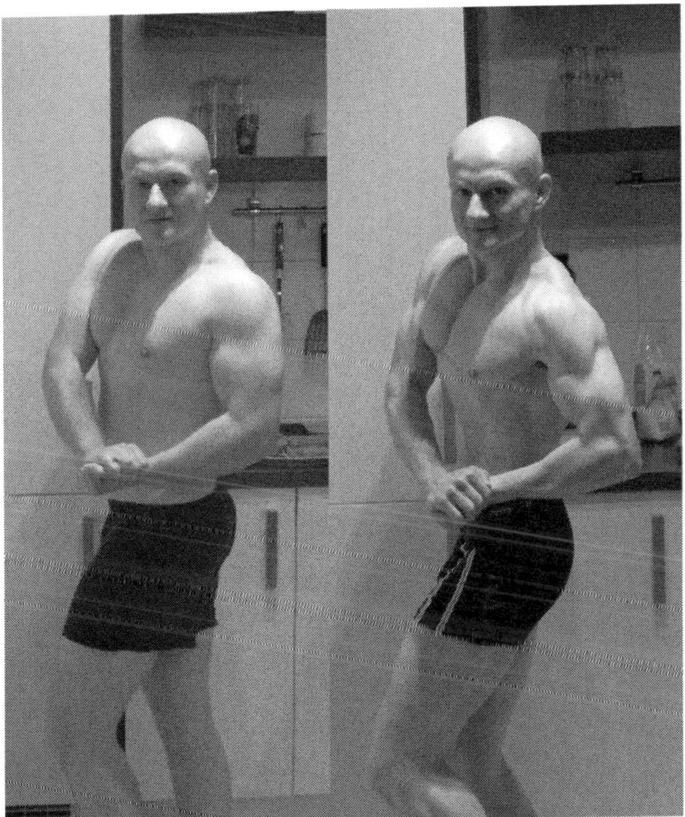

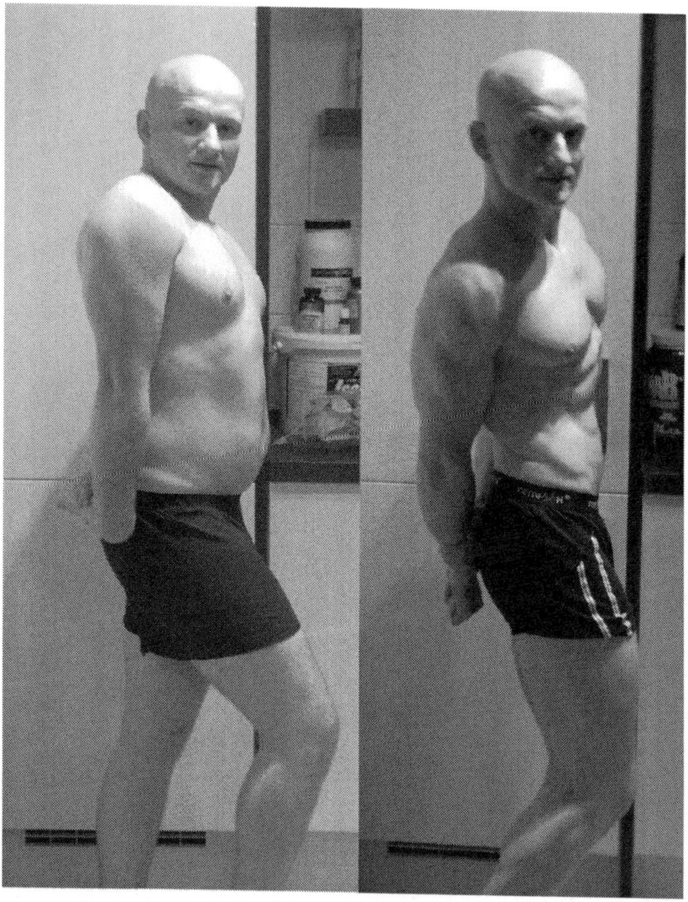

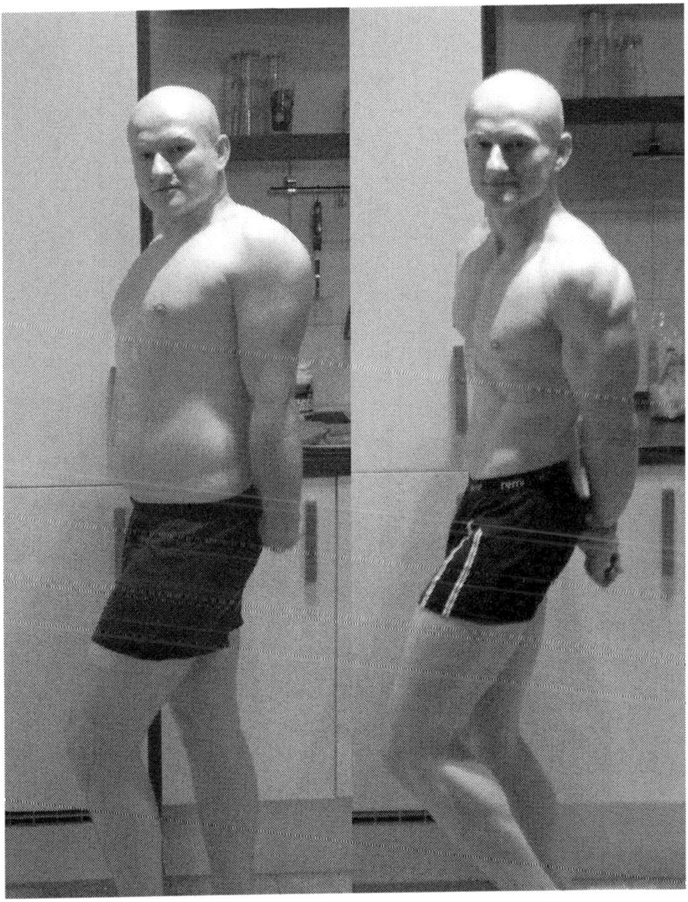

Die letzten 5 Fotos zeigen mich bzw. meine Form zum Ende dieser 20-wöchigen Diät (Juli 2012):

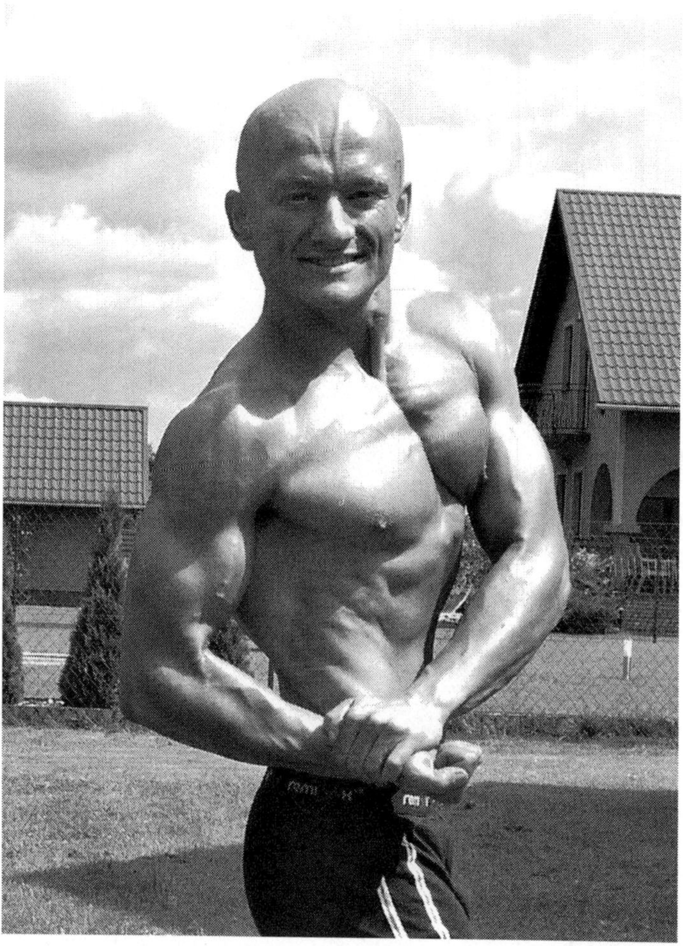

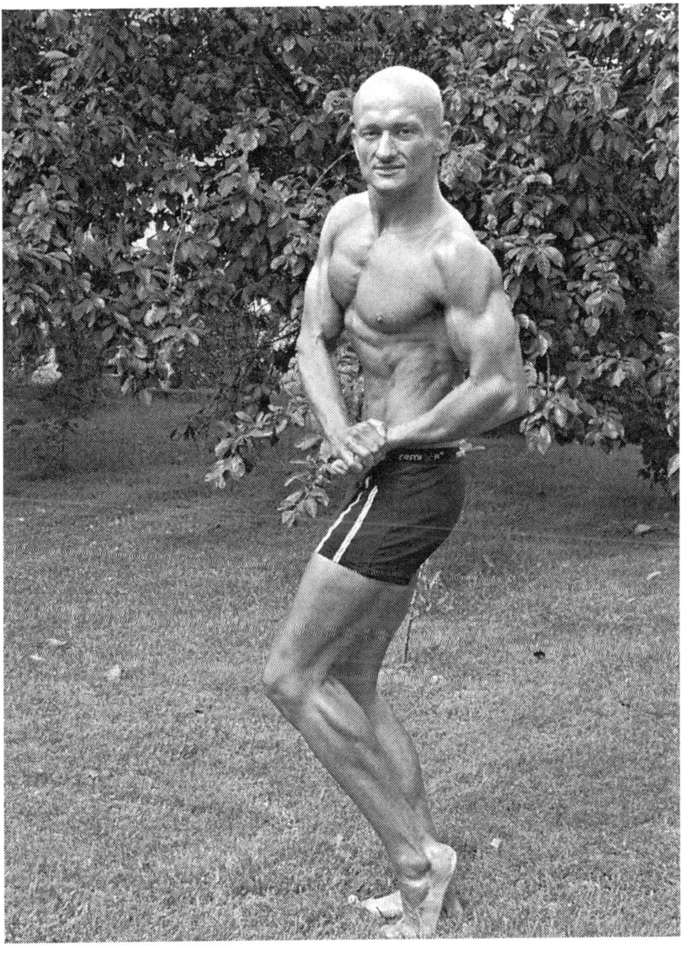

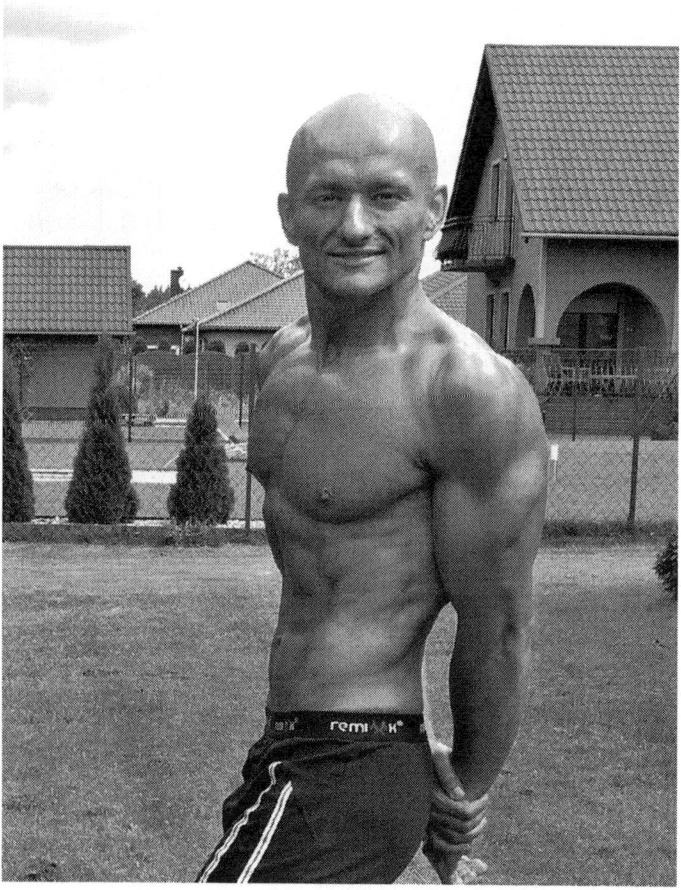

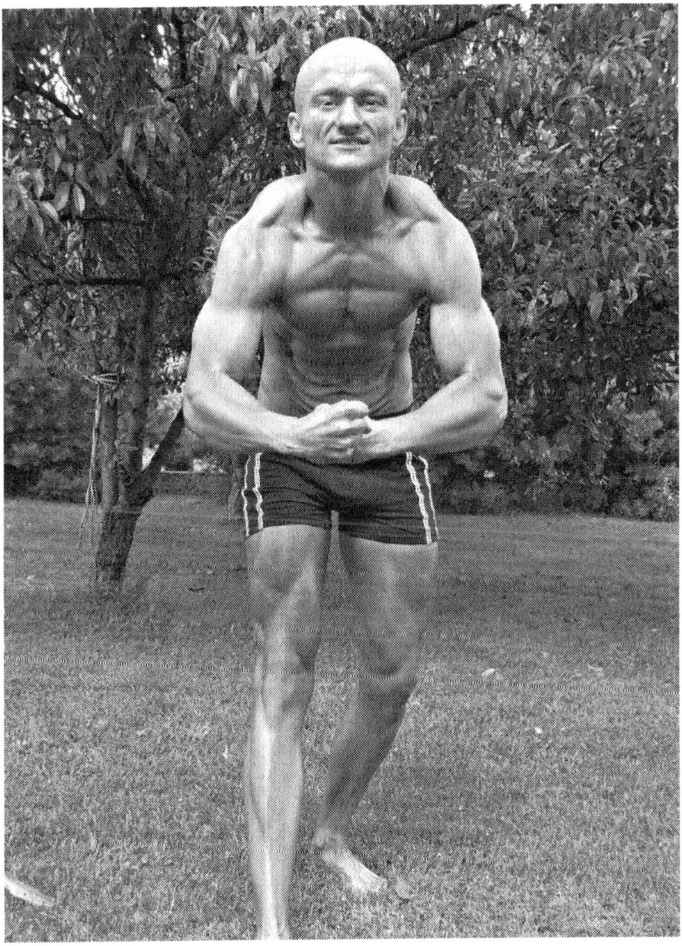

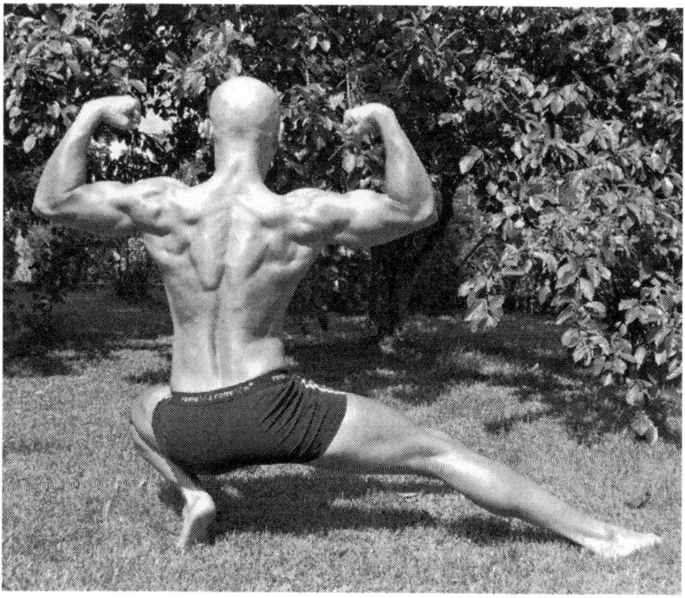

1. Die Fitnessszene und ihre Märchen

An jeder Ecke findet man heutzutage riesige Fitnesseinrichtungen mit unglaublich vielen Angeboten, neuen Kursen, individuellen Trainings- und Ernährungsplänen, speziellen Nahrungsergänzungen, High-Tech-Geräten und sonstigen Neuerungen im Bereich „Fitness-Wellness-Beauty-Gesundheit und Co". Zudem gibt es unzählige Werbemagazine, Bücher und Zeitschriften mit vielversprechenden Slogans zu den Themen Abnehmen und Muskelaufbau. Mal ganz grob und nüchtern betrachtet, haben diese fast immer die gleiche Botschaft: „In kürzester Zeit, ganz ohne Anstrengung, mit den richtigen Spezial-Produkten/ Nahrungsergänzungen zum Traumkörper".

Doch warum gibt es dann trotz dieser riesigen Möglichkeiten immer noch so viel unzufriedene

Kunden ohne jeglichen Erfolg? Denn normalerweise müssten doch laut der ganzen tollen Versprechungen die Studios schon längst voll mit durchtrainierten, starken und schlanken Menschen sein. Doch die Realität sieht leider ganz anders aus. Unzählige Trainierende rennen Tag ein Tag aus in die Studios, absolvieren Kurse, trainieren an den neuesten Geräten, konsumieren beinahe jedes Nahrungsergänzungsmittel (natürlich auch streng nach der Verzehrungsempfehlung des Herstellers) und stürzen sich von einer Diät in die Nächste. Schaut man sich jetzt aber einmal genau in seinem Studio um, so wird man feststellen, dass diese Leute Jahr für Jahr gleich aussehen und einfach keinen Erfolg haben. Vielleicht sieht man sie auch schon gar nicht mehr, weil sie aufgrund der dauerhaften Misserfolge ihre Hoffnung endgültig aufgegeben und letztendlich das Handtuch geworfen haben. Sind Sie vielleicht auch schon fast soweit? Es würde mich nicht wundern, denn in der heutigen Zeit ist es leider sehr schwer an brauchbare, effektive und vor allem ehrliche Informationen zum Thema Abnehmen, Muskelaufbau und Co zu gelangen.

Um es mal kurz zu machen: Es werden bewusst Lügen, Märchen und Fehlinformationen in der Fitnessszene verbreitet, damit Niemand Erfolg hat und dem Glauben verfällt bzw. mehr oder weniger dazu getrieben wird, sein Geld für überteuerte Nahrungsergänzungen, Diäten und Sonstiges auszugeben. In der Hoffnung, dass diese dann zum lang ersehnten Traumkörper führen, wird dann immer weiter fleißig eingekauft und schon ist man auf eine äußerst miese Masche hereingefallen. Selbst mir ist dies passiert, doch ich hatte großes Glück, mir wurden die Augen geöffnet und ich erfuhr endlich worauf es beim Thema Abnehmen wirklich ankommt (mehr dazu finden Sie im Kapitel 17 „Über den Autor").

Genau dieses Wissen, möchte ich Ihnen nun in Form einer Schritt-für-Schritt-Diät-Anleitung weitergeben. Keine Märchen, keine Wunder über Nacht und auch kein Traumkörper in 2 Wochen. Dafür aber Fakten aus erster Hand! Sie werden nun endlich erfahren, wie man richtig Diät hält. Nämlich genau so, wie es unzählige erfolgreiche (Wettkampf-) Athleten/ Bodybuilder schon seit Jahrzehnten machen. Denn wer könnte dies besser wissen, als Solche, die ihren Körperfettanteil gezielt und kontrolliert in den einstelligen Prozentbereich bringen können!? Diese Vorgehensweise hat sich erfolgreich in der Praxis bewährt und funktioniert bei Jedem! Es müssen nur ein paar grundlegende Dinge beachtet werden und 3 Voraussetzungen vorhanden sein. Welche das sind, erfahren Sie in den nächsten Kapiteln. Für alle Neugierigen und Ungeduldigen schon mal kurz vorab: Wer sich an alle Punkte hält, wird Woche für Woche 1kg abnehmen. Punkt!

2. Voraussetzungen für maximalen Erfolg

Auch wenn ich es schon im Vorwort erwähnt habe und mich in diesem Kapitel somit mehrfach wiederhole, sollte eines nochmal klar verdeutlicht werden. Die folgenden 3 Voraussetzungen müssen einfach immer vorhanden sein, sonst wird Ihnen selbst die beste Diät kaum bzw. keinerlei bedeutsame Erfolge bringen. Keine Angst, es ist nichts Außergewöhnliches und ich bin mir sicher (wenn Sie bis hierher gelesen haben), dass Sie diese schon längst/ ab sofort mit sich bringen bzw. in sich tragen.

- Ein starker Wille/ Motivation

- Regelmäßige sportliche Aktivitäten,

mindestens dreimal wöchentlich zu je 30-60 Minuten (idealerweise Kraft-Training/ Hantel-Training/ Bodybuilding)

- Einhaltung aller Diät-Regeln

Wenn Sie also alle 3 Punkte einhalten können bzw. erfüllen und endlich erfolgreich abnehmen möchten, dann steht der Verwirklichung Ihres Traumes nichts mehr im Wege. Falls Sie sich aber erhoffen, hier irgendwelche Wunder-Tricks zu erhalten, welche Sie über Nacht und ohne jegliche Anstrengung schlank machen, dann ist dieses Buch leider absolut nicht für Sie geeignet und Sie werden vermutlich bitter enttäuscht. Und nochmal - Es wurde für motivierte Menschen geschrieben, welche regelmäßig Sport treiben (bzw. ab sofort damit anfangen), aber aufgrund der Überflutung an Fehlinformationen aus der Fitnessszene einfach nicht wissen, wie man richtig Diät hält.

Sie haben jetzt die Wahl: Entweder, Sie machen einfach so weiter wie bisher, glauben der Fitnessszene und deren leere Versprechungen und hoffen auf ein Wunder, welches niemals kommen wird oder Sie beißen jetzt für ein paar Wochen bzw. Monate (je nach Ausgangslage) die Zähne zusammen und ziehen diese Diät bis zum „bitteren Ende“ durch.

Man bekommt nun mal nichts geschenkt im Leben,

aber man kann alles erreichen, wenn man bereit ist, auch alles dafür zu tun! Es funktioniert immer und bei Jedem! Sie müssen sich nur an alle Punkte halten. Ganz einfach! Entscheiden Sie sich!

Sehr gut! Sie lesen weiter und haben sich somit richtig entschieden! Dann kann es ja losgehen...

3. Was Sie von dieser Diät erwarten können

Ich werde bewusst nicht großartig auf alle Hintergründe eingehen bzw. alles bis ins kleinste Detail beweisen, sondern Ihnen einfach nur das mitteilen, was wirklich zählt und zum Erfolg führt. Wer dennoch durch irgendwelche Studien oder wissenschaftliche Belege überzeugt werden möchte, der ist hier leider falsch. Ich kann Ihnen nur sagen WIE und DAS es funktioniert! Nicht mehr und nicht weniger! Denn das ist bei der ganzen Thematik doch das Wichtigste oder etwa nicht!? Also probieren Sie es einfach mal aus und machen Ihre eigene Erfahrung.

Diese Diät ist so aufgebaut, dass Sie pro Woche ein Kilogramm an Gewicht verlieren, da dies einem gesunden Abnehmen entspricht. Das mag sich jetzt für den ein oder anderen Leser vielleicht etwas wenig anhören, aber wer wirklich nur Fett verlieren möchte und das auf einem vernünftigen und gesunden Wege, der sollte sich immer an diese Vorgabe halten und niemals deutlich mehr als ein Kilogramm pro Woche abnehmen. Vor allem nicht über einen längeren Zeitraum. Natürlich ist es zwar möglich auch mehr Gewicht in einer Woche zu verlieren, nur besteht die verlorene Masse dann nicht nur aus Fett, sondern zusätzlich aus wertvoller Muskulatur und Wasser. Das so etwas nicht gesund sein kann, sollte klar sein. Der menschliche Körper braucht also eine gewisse Zeit um eine bestimmte Menge Körperfett abzubauen. Als grobe Faustformel können Sie sich merken, dass man pro Woche nur 1kg an Fett verlieren kann, auch wenn die Waage mehr verlorene Kilos anzeigt. Alles, was dann deutlich über diesem einen Kilogramm liegt, kann also gar kein Fett mehr sein. Mit solch einem drastischen Gewichtsverlust würden Sie sich zudem nur selbst schaden bzw. ausbremsen, da man auch ein gewisses Maß an Muskelmasse benötigt um Fett zu verbrennen. Also vergessen Sie vor allem sogenannte „Crash-Diäten", welche vermeintlich dutzende von Kilos in kürzester Zeit verschwinden lassen können. Halten Sie sich einfach an das Wochenziel von einem Kilogramm und Sie sind auf der sicheren Seite.

Dieses Kapitel beantwortet logischerweise auch gleich die Frage nach der Länge Ihrer Diät. Wenn Sie also 1kg abnehmen möchten, dann müssen Sie nur eine Woche, bei 5kg fünf Wochen, bei 10kg zehn Wochen, bei 20kg zwanzig Wochen usw. Diät halten.

Wenn man sich jetzt einmal kurz vor Augen hält, über wie viel Jahre sich man sein ganzes Körperfett „angegessen" hat, dann ist 1kg wöchentlich davon wieder zu verlieren, im Vergleich dazu doch wohl mehr als fair! Oder etwa nicht!?

Ernähren Sie sich nach Ihrer Diät auch nur halbwegs gescheit weiter, also überwiegend naturbelassen und trainieren weiterhin regelmäßig, dann werden Sie Ihre erreichte Form auch relativ leicht halten können. Denn man muss nicht immer und auf alles verzichten bzw. sein ganzes Leben lang Diät halten, sondern nur solange, bis man schlank bzw. richtig in Form ist. Danach kann und sollte man sich auch öfter mal etwas Leckeres gönnen, ganz ohne schlechtes Gewissen. Wenn Sie dies beherzigen, dann brauchen Sie auch überhaupt keine Angst vor einem sogenannten „Jo-Jo-Effekt" zu haben.

Bevor es nun endgültig losgeht und ich Ihnen Schritt für Schritt den Diät-Ablauf erklären werde, müssen Sie sich jetzt völlig im Klaren darüber sein, dass Sie ab sofort auf Diät sind. Jeden einzelnen Tag, ganz ohne Ausnahmen! Komme, was wolle! Sie müssen sich über den gesamten Diätzeitraum an alle Punkte halten. Lassen Sie sich von niemandem reinreden und halten Sie sich Ihr Ziel fest vor Augen. Denken Sie immer daran, dass es nur ein paar Wochen bzw. Monate sind, aber danach werden Sie die Form Ihres Lebens haben und sich großartig fühlen. Versprochen!

4. Erlaubte Lebensmittel

Ab sofort beschränken Sie sich nur noch auf die folgenden Lebensmittel, da diese unter anderem ideale Diät-Eigenschaften (gesund, naturbelassen, optimal verwertbar, Vitamine usw.) besitzen. Alles andere, was nicht auf der Liste steht, ist tabu. Je naturbelassener diese Lebensmittel sind, desto besser. Also nichts Eingelegtes, Mariniertes, Paniertes usw., sondern immer möglichst ohne Zusätze.

- Reis (ganz normaler weißer Reis)

- Obst und Früchte (frisch, tiefgefroren)

- Fisch und Meeresfrüchte (frisch,

tiefgefroren, aus der Dose)

- Geflügel (Huhn, Pute,...)
- Ganze Eier
- Gemüse (frisch, tiefgefroren)
- Nüsse (naturbelassene Mandeln, Walnuss-, Haselnuss-, Cashew-Kerne,...)
- Salate (Romanasalat, Eisbergsalat, Feldsalat,...)
- Pilze
- hochwertige pflanzliche Öle (Olivenöl, Walnussöl, Rapsöl, Leinöl, Kokosnussöl,...)
- Wasser und Tee
- Salz, Pfeffer, Kräuter und Chili-Flocken

Vermeiden Sie unbedingt Milchprodukte, Hülsenfrüchte, Mehl- und Getreideprodukte, glutenhaltige Lebensmittel, künstliche Fette, Einfachzucker, Junk- und Fast Food, alkoholische Getränke usw. (Ja, Sie haben richtig gelesen - auch kein Vollkorn-Brot, Magerquark, Joghurts oder sonstige vermeintliche „Diät-Produkte").

Wenn Ihnen das zu hart, zu eintönig oder gar zu geschmacklos ist, dann können Sie in Maßen noch folgende Lebensmittel mit in Ihren Plan integrieren. In den letzten Diät-Wochen sollten Sie sich aber ausschließlich auf die oben genannten Lebensmittel beschränken.

- Kartoffeln
- Hirse
- Reiswaffeln
- mageres Rindfleisch
- Geflügel-Aufschnitt
- Proteinpulver

- Kaffee
- Light-Getränke mit weniger als 1kcal
- Zimt, Curry, Flüssig-Süßstoff
- Kaugummi (zuckerfrei)

Wenn Sie selbst das nicht einhalten können, dann brauchen Sie gar nicht erst weiterzulesen. Nur so funktioniert das Ganze!

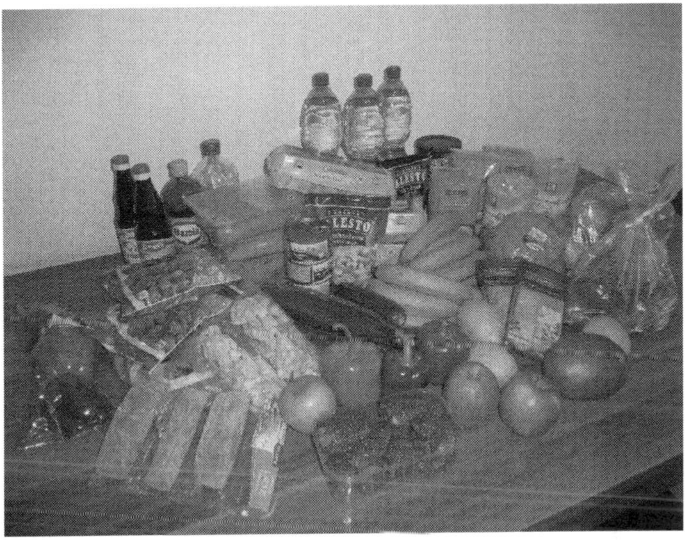

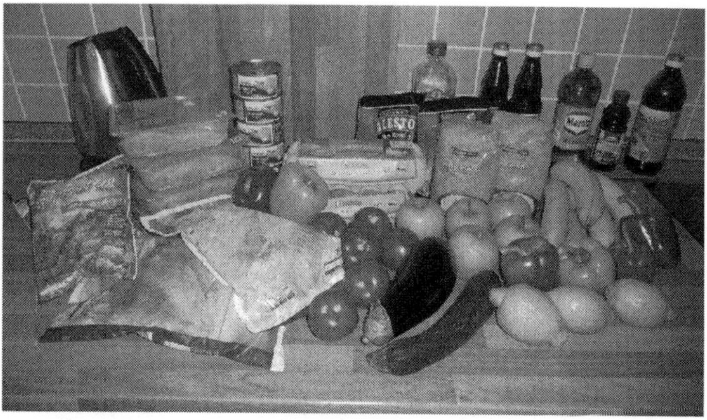

5. Tägliche Lebensmittel-Menge/ Kalorien-Menge

Nachdem Sie jetzt ganz genau wissen, was Sie alles essen bzw. nicht essen dürfen, kommen wir nun zur täglichen Nahrungs-Menge. Keine Angst, es ist überhaupt nicht nötig, jeden Tag aufs Neue Kalorien zu zählen und sich ständig mit irgendwelchen Zahlen verrückt zu machen.

Schon allein durch die Nahrungsmittel-Umstellung werden Sie mit sehr hoher Wahrscheinlichkeit abnehmen, selbst wenn die tägliche Menge der verzehrten Lebensmittel anfangs noch zu hoch sein sollte (unter anderem wird sich auch Ihr Allgemeinbefinden spürbar verbessern, Ihre Verdauung wird einwandfrei funktionieren und zu Beginn werden Sie sehr wahrscheinlich sogar mehr „Dampf" beim Training haben). Damit Sie aber im

Laufe der Diät genaue Veränderungen an Ihrem Ernährungsplan vornehmen können, empfiehlt es sich zu Beginn auf eine bestimmte Lebensmittel-Menge festzulegen. Dazu gibt es zwei Möglichkeiten. Entweder, Sie legen sich auf eine bestimmte Anzahl bzw. Menge einzelner Lebensmittel (z.B. täglich 2 Kochbeutel Reis, 1 Packung Hähnchenbrustfilets, 3 Stücke Obst, 1 Dose Thunfisch, 1 Hand voll Nüsse usw.) oder auf eine bestimmte Kalorien-Menge fest (z.B. täglich 2500kcal). Entscheiden Sie sich einfach für die Variante, mit der Sie am besten zurechtkommen. Hauptsache, die tägliche Menge besteht ausschließlich aus den erlaubten Lebensmitteln (siehe Kapitel 4 „Erlaubte Lebensmittel")!

Es ist auch überhaupt nicht schlimm, wenn Ihre gewählte Menge zu Beginn noch etwas zu hoch sein sollte, da sie sich nach wenigen Wochen automatisch ergibt und Sie ganz genau wissen, ob Sie zu viel oder gar zu wenig essen. Die anfängliche Nahrungs- bzw. Kalorien-Menge ist also nur ein grober Orientierungswert. Viele begehen den Fehler und wählen eine viel zu geringe Menge bzw. essen von Anfang an einfach deutlich zu wenig. Dadurch kann man eine Diät nicht beschleunigen, sondern bremst sich nur selber aus. Warum sollten Sie es sich schwerer machen als nötig? Wenn Sie mit mehr Nahrung auch abnehmen, warum sollten Sie dann trotzdem weniger essen und so zusagen Ihre guten Karten schon am Anfang verspielen? Das Ass hebt man sich bis zum Schluss auf!

Wie bereits erwähnt, ergibt sich die richtige Menge in kurzer Zeit von ganz allein. Also machen Sie bitte nicht diesen typischen Fehler und wählen eine viel zu geringe Menge. Im Zweifelsfall sollten Sie lieber etwas zu viel als zu wenig essen! Falls Sie sich für die letztere Variante, eine feste Kalorien-Menge entschieden haben, dann können Sie diese auch ganz einfach berechnen. Im Internet finden Sie dazu zahlreiche Rechner und Formeln, die zur groben Berechnung völlig ausreichend sind. Da die Anfangs-Menge wirklich nur ein Orientierungswert ist, habe ich hier auch keine Formel extra aufgeführt. Machen Sie sich nicht verrückt und wählen Sie einfach eine vernünftige Start-Menge aus.

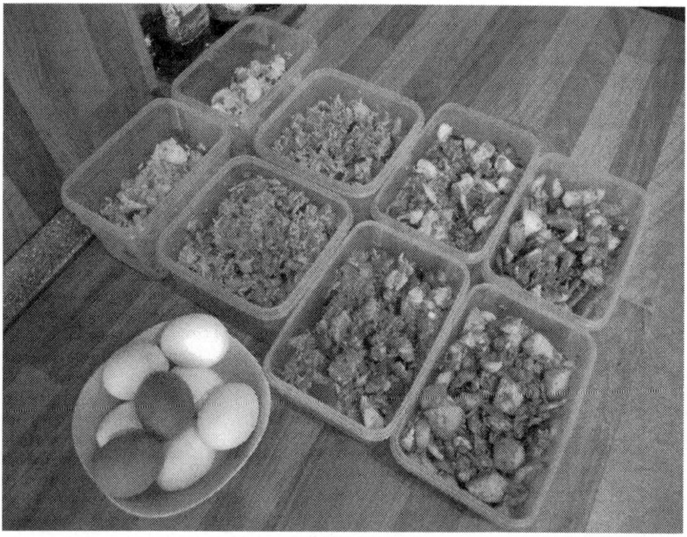

6. Nährstoffverteilung/ Zusammensetzung der Nahrungs-Menge

Sie haben sich nun auf eine bestimmte Nahrungs-Menge festgelegt. Doch wie sollte diese zusammengesetzt sein? Wie viel Kohlenhydrate, Eiweiß und Fette sollte sie beinhalten? Zunächst einmal muss gesagt werden, dass jeder einzelne Nährstoff seine Berechtigung hat. Denn wirklich jeder dieser „Bausteine" ist wichtig und darf nicht einfach mal vom Plan gestrichen werden. Auch wenn man überall hört, dass das „böse" Fett und die „gefährlichen" Kohlenhydrate angeblich so schlimm sind und somit einen immer schlechteren Ruf bekommen. Das dies nur böse Märchen sind, um den Leuten den Erfolg zu vermiesen, hatten wir ja bereits im ersten Kapitel besprochen. Ignorieren Sie solche

Fehlinformationen einfach in Zukunft und halten sich stattdessen grob an die folgende Empfehlung.

- 45% Kohlenhydrate
- 30-35% Eiweiß/ Protein
- 20-25% Fett

Bei einer täglichen Kalorien-Menge von beispielsweise 2500kcal würde das dann wie folgt aussehen.

- 1122kcal (273g) aus Kohlenhydrate
- 820kcal (200g) aus Eiweiß
- 558kcal (60g) aus Fett

Im nächsten Kapitel erfahren Sie die genaue Mahlzeitenplanung und weitere wichtige Informationen.

7. Mahlzeiten-Anzahl, Timing und Zusammensetzung

Es empfiehlt sich die tägliche Nahrungs-Menge auf mehrere Mahlzeiten aufzuteilen. Ca. 5-7 Stück. Zwischen jeder einzelnen Mahlzeit sollten mindestens 3 Stunden Abstand liegen. So stellen Sie sicher, dass jede Mahlzeit möglichst vollständig verwertet wird und der Körper früher oder später auf seine (Fett-) Reserven zurückgreifen muss. Bei Obst oder anderen leichtverdaulichen Lebensmitteln kann der zeitliche Abstand logischerweise auch etwas geringer ausfallen (jedoch nicht kleiner als 2,5 Stunden).

Wenn Sie es ganz genau machen möchten, dann sollten Sie auch die Flüssigkeitszufuhr zeitlich von der Nahrungsaufnahme trennen bzw. um ca. 30 Minuten versetzt erfolgen lassen. Somit wird der Verdauungsvorgang nicht verlangsamt und kann ungehindert seine „Dienste" verrichten.

Die ersten 1-2 Mahlzeiten des Tages bestehen im Idealfall aus Obst bzw. leichtverdaulichen Lebensmitteln. Ja, richtig! Sie brauchen sich nicht schon morgens vollzustopfen bzw. ausgiebig zu frühstücken! Gleiches gilt übrigens auch für die Mahlzeit vor und unmittelbar nach dem Training. Morgendliches „Fasten" bzw. das ausschließliche Verzehren leichtverdaulicher Lebensmittel in den ersten beiden Mahlzeiten des Tages wird sich sehr positiv auf Ihre Form auswirken (mit diesem Vorgehen können Sie auch außerhalb der Diät Ihre Form verbessern). Dafür sollten Sie in dieser Zeit reichlich Wasser trinken. Denn der Großteil der täglichen Flüssigkeitszufuhr sollte schon innerhalb der ersten Tageshälfte erfolgen.

Ab Mittag (und ca. 1 Stunde nach dem Training) ist es dann Zeit für eine richtige Mahlzeit. Wie sollte eine solche Mahlzeit aussehen? Sie besteht immer aus Reis, Fisch/ Geflügel und etwas Gemüse. Von dieser richtigen Mahlzeit sollten Sie mindestens 3 Stück täglich in Ihrem Plan haben. Selbst die letzte Mahlzeit, also kurz vor dem Schlafengehen kann so aussehen. Also vergessen Sie den Schwachsinn, man dürfe abends keine Kohlenhydrate mehr zu sich nehmen oder gar ab 18 Uhr überhaupt nichts mehr essen.

Folgende wichtige Hinweise bzw. Tipps sollten Sie zusätzlich beachten:

- Salzen Sie Ihre Mahlzeiten ausreichend (Was

ist ausreichend? So, dass es schmeckt)!

- Trennen Sie Kohlenhydrate möglichst von Fetten innerhalb einer Mahlzeit (zum Reis beispielsweise nicht noch Öl dazu geben usw.)!

- Mindestens jede zweite Mahlzeit sollte etwas Eiweiß/ Protein enthalten (Fisch, Geflügel, Ei,...)!

- Essen Sie zu den richtigen Mahlzeiten möglichst viel Salat (sie füllen den Magen und sind gesund)!

- Trinken Sie reichlich Wasser (Tee und 1-2 Tassen schwarzer Kaffee sind natürlich auch erlaubt)!

- Essen Sie abwechslungsreich (verschiedenes Obst, Nüsse, Fisch, Öle, Salate, Gemüse,...)!

- Pressen Sie täglich eine halbe Zitrone über Ihre Reis-Mahlzeiten aus (sie liefert wertvolles Vitamin C und verfeinert zudem noch den Geschmack)!

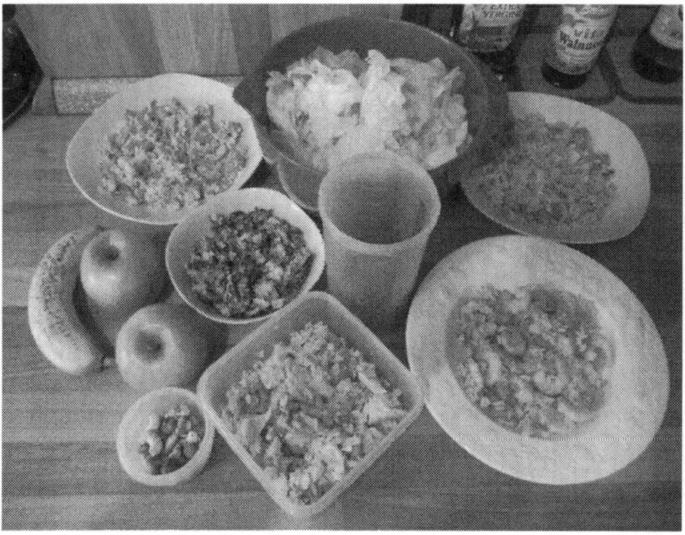

8. Erstellen eines Ernährungsplanes

Nun können Sie sich also ganz leicht einen eigenen Ernährungsplan, genau nach diesen Vorgaben zusammenstellen. Dies tun Sie entweder nur für einen einzigen Tag und essen dann jeden Tag genau gleich oder Sie erstellen direkt mehrere Tage bzw. einen ganzen Wochenplan, um für etwas Abwechslung zu sorgen. Das bleibt Ihnen völlig selbst überlassen. Hauptsache, jeder Tag erfüllt alle zuvor genannten Punkte.

Falls Sie sich aber bei der Erstellung eines eigenen Ernährungsplanes dennoch unsicher sein sollten, können Sie beruhigt weiterlesen und schon auf das 12. Kapitel „Beispiel-Ernährungsplan" gespannt sein. Dort finden Sie einen Beispiel-Plan, welcher alle Vorgaben berücksichtigt und mit einer minimalen Veränderung ganz individuell auf Sie übertragbar ist.

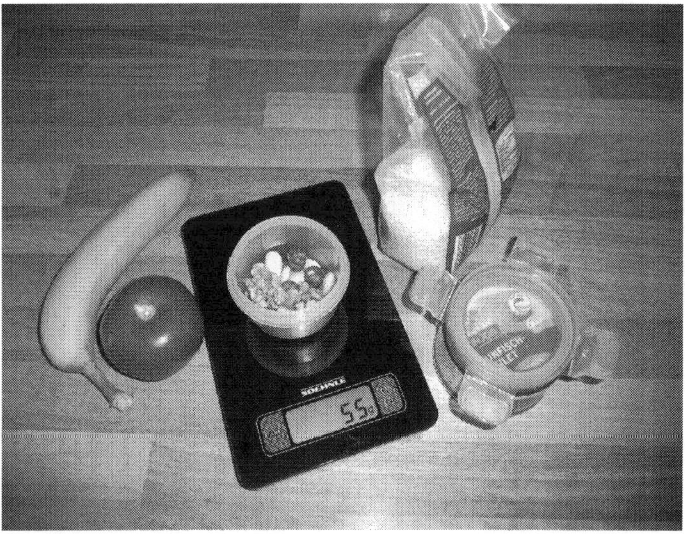

9. Zubereiten der Mahlzeiten/ Vorkochen/ Utensilien

Keine Panik! Sie müssen keine außergewöhnlichen Kochkünste vorweisen können und auch nicht jeden Tag mehrere Stunden hinter dem heimischen Herd verbringen. Das ist absolut nicht notwendig, aber falls es Ihnen Freude bereitet, dann können Sie dies selbstverständlich trotzdem tun.

Ansonsten können Sie Ihre Mahlzeiten ganz einfach für 2 bis 3 Tage vorkochen bzw. vorbereiten. Das erspart Ihnen zum einen viel Zeit und Abwasch und zum anderen haben Sie immer pünktlich jede einzelne Mahlzeit parat.

Frischhaltedosen sind die idealen Begleiter und sollten auf keinen Fall in Ihrer Küche fehlen. In denen können Sie Ihre vorgekochten Mahlzeiten lagern bzw.

transportieren und sind somit immer und überall bestens für mehrere Tage gerüstet.

Um die genauen Mengen bzw. Portionen aufzuteilen, empfehle ich Ihnen eine herkömmliche Digital-Küchenwaage.

Da Reis ein großer Hauptbestandteil dieser Diät ist, wäre auch die Anschaffung eines Reiskochers für den einen oder anderen Leser eine Überlegung wert.

Die Art und Weise der Zubereitung bleibt Ihnen selbst überlassen, solange Sie alle Regeln bzw. Vorgaben dieser Anleitung einhalten. Es spricht also überhaupt nichts gegen das Grillen, Backen, Kochen, Braten, Dünsten, Garen oder andere Zubereitungsmethoden der einzelnen Lebensmittel.

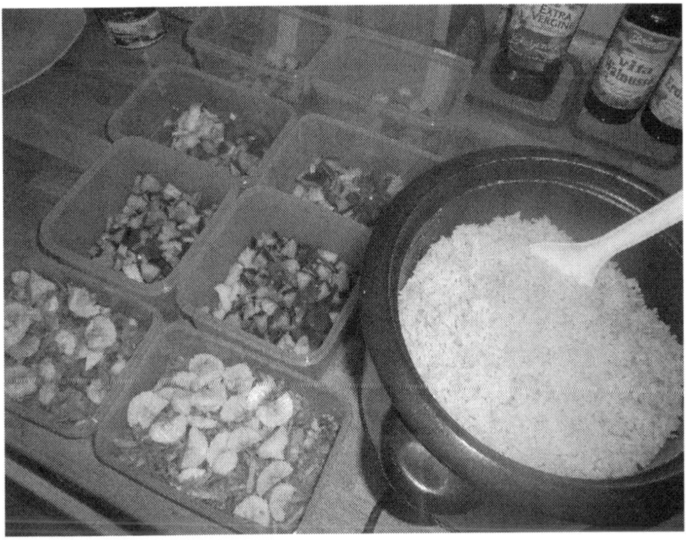
EXTRA
VERGINE

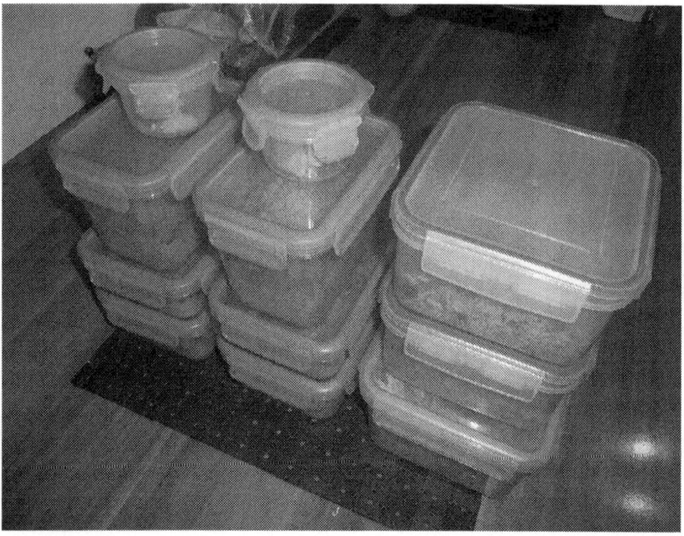

10. Diät-Beginn

Langsam aber sicher kann Ihre Diät nun endlich beginnen. Der Ernährungsplan steht, die Mahlzeiten sind vorgekocht und motiviert sind Sie jetzt bis in die letzte Haarspitze.

Damit das auch so bleibt bzw. sich in Zukunft noch steigert, sollten Sie vor Diätbeginn noch ein paar Fotos von Ihrer aktuellen Form machen. Danach werden Sie unter gleichen Voraussetzungen ca. alle 2-4 Wochen Vergleichsfotos von sich machen. Das motiviert ganz einfach, da Sie schon nach wenigen Wochen deutliche Verbesserungen sehen werden.

Zusätzlich sollten Sie sich Ihr Start-Gewicht notieren. Die Waage wird am Anfang der Diät ein guter Begleiter bzw. Helfer sein, Ihre Gewichtsabnahme zu kontrollieren. Ab einem gewissen Punkt wird diese Rolle jedoch der Spiegel übernehmen, denn dann werden Sie tägliche Verbesserungen sehen können.

Danach können Sie sofort loslegen und Ihren Traum endlich verwirklichen. Sie essen jetzt erst einmal genau 2 Wochen lang nach Ihrem Plan, Tag für Tag. Dies ist die Phase, in der sich der Körper auf die Nahrungsumstellung einstellen wird. Dies bedeutet aber nicht, dass in diesen 2 Wochen nichts passiert. Ganz im Gegenteil! Es kann gut möglich sein, dass Sie das Wochenziel von einem Kilogramm sogar überschreiten werden. In diesem Falle ist es aber nicht schlimm. Da Sie mit dieser Diät sehr wahrscheinlich deutlich weniger Kohlenhydrate als vorher zu sich nehmen, werden Sie auch einiges an Wasser ausscheiden. Kohlenhydrate speichern unter anderem Wasser im Körper und wenn diese reduziert werden, verringert sich dem zur Folge auch das Wasser und Sie verlieren zusätzliches Gewicht. Somit kann es also gut möglich sein, dass Sie in den ersten beiden Diätwochen auch etwas mehr als 2kg abnehmen werden.

Nach dieser Phase kontrollieren Sie Ihr Gewicht, notieren es wieder und suchen sich einen festen Tag zum Wiegen aus (z.B. immer Sonntag, nach dem Aufstehen, auf nüchternen Magen) und die eigentliche Diät kann beginnen. Jetzt halten Sie sich eine weitere Woche, bis zum „Wiege-Tag" ganz genau an Ihren Ausgangs-Plan, wiegen sich erneut und vergleichen das aktuelle Gewicht mit dem letzten.

Nun gibt es folgende Fälle:

1. a) Sie haben zugenommen.

1. b) Das Gewicht ist unverändert.

2. Sie haben abgenommen.

3. Sie haben deutlich mehr als 1kg abgenommen.

Wie ich bereits (in Kapitel 3 „Was Sie von dieser Diät erwarten können") erwähnt habe, ist es das Ziel, 1kg pro Woche in dieser Diät an Gewicht zu verlieren. Das heißt, Sie müssen früher oder später kleine Veränderungen an Ihrem Ernährungsplan vornehmen, um dieses Wochenziel kontinuierlich einhalten zu können. Wie das im Detail funktioniert, erfahren Sie im nächsten Kapitel.

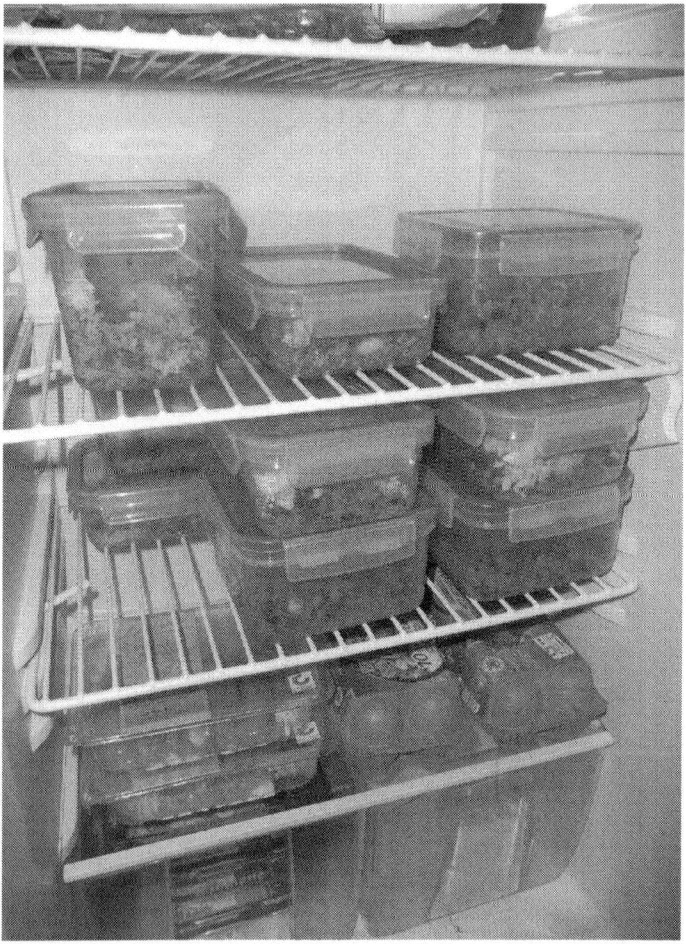

11. Maßnahmen um das Wochenziel zu erreichen

Fall 1 a) und b):

Sie haben zugenommen oder das Gewicht ist unverändert. In beiden Fällen reduzieren Sie ab sofort Ihre tägliche Reismenge um ca. 150kcal. Diese Reduzierung behalten Sie jetzt genau eine Woche lang bei. Nach dieser Woche wiegen Sie sich erneut („Wiege-Tag") und vergleichen das Gewicht mit dem letzten. Sollte sich Ihr Gewicht dann immer noch nicht verringert haben, so reduzieren Sie die tägliche Reismenge ein weiteres Mal um ca. 150kcal und behalten diese Anpassung wieder für eine Woche lang bei. Danach haben Sie mit Sicherheit ca. ein Kilogramm an Gewicht verloren (Außer, Sie haben eine so unglaublich hohe Nahrungsmenge ausgewählt, dass Sie deutlich über Ihren Kalorienbedarf liegen.

Dies dürfte in den meisten Fällen aber sehr unwahrscheinlich sein).

Fall 2:

Sie haben ca. 1kg an Gewicht verloren. Klasse! Dann lassen Sie einfach alles unverändert und halten sich solange weiter an Ihren Plan, bis Sie damit das Wochenziel nicht mehr erreichen können. Wenn dies eintritt, dann gehen Sie genau wie im ersten Fall vor.

Fall 3:

Sie haben in dieser Woche deutlich mehr als 1kg abgenommen. Dann erhöhen Sie ab sofort die tägliche Reismenge um ca. 150kcal und behalten dies für eine Woche lang bei. Danach wiegen Sie sich wieder und vergleichen das Gewicht mit dem letzten. Nun gehen Sie einfach wieder den jeweiligen Fall durch und leiten die entsprechende Maßnahme ein.

Man reduziert bzw. erhöht also immer nur schrittweise (ca. 100-200kcal) die Reismenge. Solange, bis man ca. 1kg pro Woche verliert. Falls es aber nur mal 0,7kg sind, dann brauchen Sie natürlich nicht gleich zu reduzieren. Kleinere Gewichtsschwankungen sind ganz normal (Wasserhaushalt, Salz usw.) und deshalb sollte man sich auch nicht täglich wiegen, sondern stattdessen auf einen festen (und möglichst unter gleichen Bedingungen) Tag pro Woche beschränken.

Es kann durchaus sein, dass Sie mehrere Wochen überhaupt keine Veränderung an Ihrem Plan vornehmen müssen, da Sie Woche für Woche ein Kilogramm leichter werden. Es sollte aber niemals deutlich mehr als dieses eine Kilogramm sein, da Sie sonst kostbare Muskulatur verlieren werden, was sich dann wiederum negativ auf Ihre Diät-Fortschritte auswirken wird (und gesund ist es natürlich auch nicht).

Wer diese Maßnahmen richtig und konsequent einsetzt, wird Woche für Woche 1kg abnehmen. Fakt!

Ab einem gewissen Punkt sollten Sie aber nicht mehr allzu akribisch auf die Waage schauen, da der Spiegel dann eine viel bessere Kontrolle bietet. Es ist einfach ein tolles Gefühl morgens in den Spiegel zu schauen und jeden Tag neue Verbesserungen zu sehen. Bis dahin kommen aber leider nur die Wenigsten, da sie meist zu willensschwach sind. Denken Sie immer daran: „Je härter die Diät, desto härter (fettfreier) wird man selbst am Ende sein!" Ein sehr treffendes Zitat von Karsten Pfützenreuter.

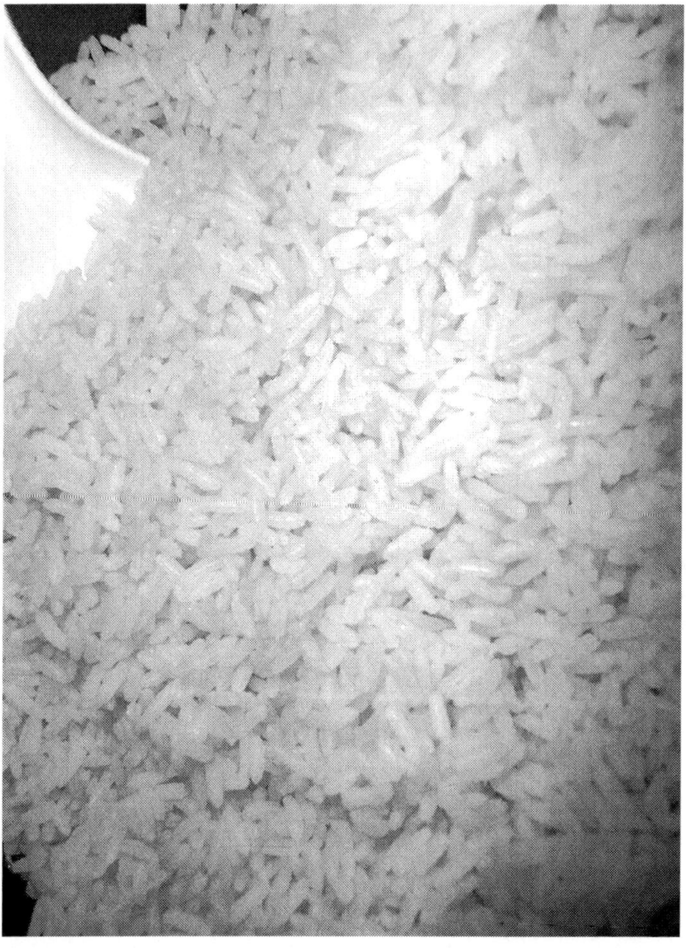

12. Beispiel-Ernährungsplan

Der folgende Plan stellt das grobe Muster eines vernünftigen Diät-Tages dar und kann ganz leicht auf jede einzelne Person zurechtgeschnitten werden. Die vorgegebenen Mengen, zeitlichen Abstände, Reihenfolge und Zusammensetzung der Mahlzeiten sollten Sie jedoch immer beibehalten. Lediglich die Reismenge ist nicht angegeben, denn darüber können Sie den Plan ganz individuell auf sich abstimmen. Entscheiden Sie sich, wie schon zuvor besprochen, für eine bestimmte Menge bzw. Grammzahl (Trockengewicht) und passen Sie diese gegebenenfalls an. Bei den verschiedenen Fisch-, Geflügel-, Obst-, Gemüse-, Salat-, Öl- und Nuss-Sorten haben Sie freie Auswahl. Abwechslung lautet die Devise! Selbstverständlich können Sie auch andere Uhrzeiten wählen bzw. Ihren Alltag entsprechend anpassen. Hauptsache, die zeitlichen Abstände werden eingehalten.

(Auch die Anzahl der Mahlzeiten kann bei Bedarf reduziert bzw. können die vorgegebenen Mengen auf weniger Mahlzeiten aufgeteilt werden. Siehe Kapitel 7 „Mahlzeiten-Anzahl, Timing und Zusammensetzung".)

BEISPIEL-Ernährungsplan:

6.00 Uhr:

- 1 Stück Obst nach Wahl (z.B. 1 Apfel)

8.30 Uhr:

- 2 ganze Eier

11.00 Uhr:

- xx g Reis, 200g Fisch oder 150g Geflügel, 5g Öl, Zitrone (Gemüse, Salat, Gewürze)

14.00 Uhr:

- xx g Reis, 150g Thunfisch, Zitrone (Gemüse, Salat, Gewürze)

16.00 Uhr:

- Training

17. 00 Uhr/ direkt nach dem Training:

- 1 Stück Obst nach Wahl (z.B. 1 Banane)

18.00 Uhr/ 1 Stunde nach dem Training:

- xx g Reis, 200g Fisch oder 150g Geflügel, 5g Öl, Zitrone (Gemüse, Salat, Gewürze)

21.00 Uhr:

- 30g beliebige Nüsse

23.30 Uhr:

- xx g Reis, 200g Fisch oder 150g Geflügel, Zitrone (Gemüse, Salat, Gewürze)

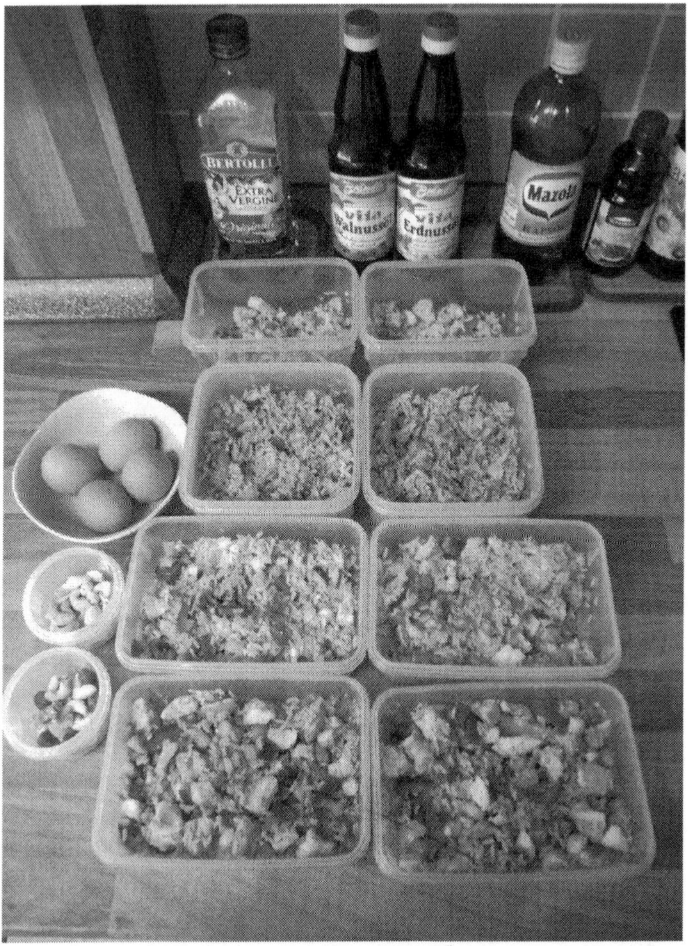
BERTOLLI
EXTRA
VERGINE
vita
vita
Mazola

13. Hungergefühl

Für mich persönlich sind die ersten und die letzten Wochen einer Diät immer die schwierigsten. Zu Diät-Beginn ist es die Umstellung auf nur noch ausgewählte Lebensmittel und somit der plötzliche Verzicht auf viele Leckereien, welche man sich außerhalb der Diät noch in vollen Zügen gönnen durfte, ohne großartig darüber nachzudenken (zumindest als Trainierender). Zum Ende der Diät ist es natürlich die relativ geringe Nahrungsmenge, welche das Ganze mal sehr mild ausgedrückt, nicht gerade zum „Zuckerschlecken" macht.

In der Mitte des Diät-Zeitraums ist es eigentlich am leichtesten, da man sich meist schon von diversen Leckereien entwöhnt hat bzw. das Verlangen nach wenigen Wochen Diät nicht mehr allzu stark ausfällt. Zudem sollten dann auch schon erste Fortschritte bzw.

Verbesserungen bezüglich Form und Allgemeinbefinden zu verzeichnen sein. Das motiviert wiederum und der Verzicht fällt dann in der Regel noch etwas leichter.

Das etwas unangenehme Hungergefühl wird sich zwar im Laufe der Diät bzw. mit sinkender Nahrungsmenge verstärken, aber auch das kann man positiv sehen. Immer wenn dieses Gefühl auftaucht, können Sie sich sicher sein, dass etwas passiert bzw. dass das Fett langsam aber sicher „dahinbrutzelt". Wie gesagt, versuchen Sie es als etwas Positives anzusehen, was einfach dazugehört.

Richtig hungern muss dabei natürlich niemand, denn das hat nichts mit einer vernünftigen Diät zu tun. Das sollte aber jedem, spätestens nach dem Lesen dieses Buches klar sein.

Nur geht es halt auch nicht komplett ohne (leichtes) Hungergefühl, zumindest wenn man sich im Endspurt der Diät befindet.

3 einfache Tipps kann ich Ihnen dazu aber noch mit auf den Weg geben:

- Essen Sie einfach noch mehr Salat zu den Reismahlzeiten!

- Trinken Sie einfach noch mehr Wasser zwischen den Mahlzeiten!

- Ziehen Sie es einfach durch und bleiben (willens-) stark! (Die nächste Mahlzeit kommt doch schon in spätestens 3 Stunden!)

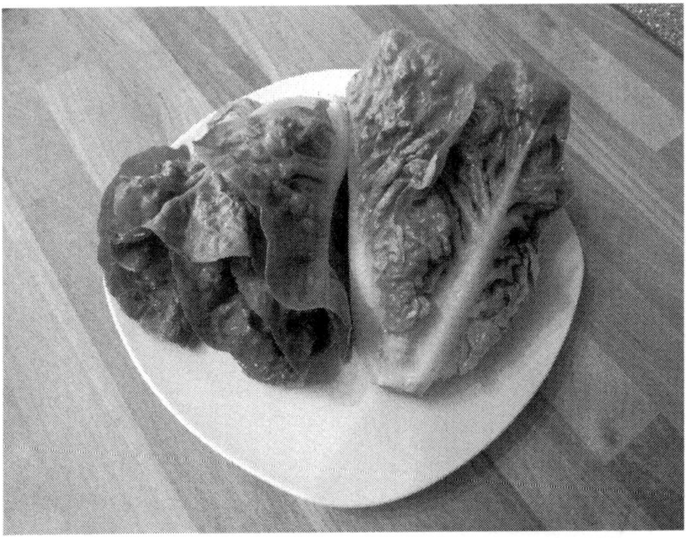

14. Abschließende Worte

Sie wissen jetzt wirklich alles, was für eine erfolgreiche Diät von Bedeutung ist und es liegt nun ganz allein in Ihrer Hand, was Sie daraus machen. Ich habe Ihnen hiermit nur die Wegrichtung für einen schlanken Körper gezeigt, aber gehen müssen Sie den Weg allein! Lassen Sie sich durch nichts abbringen und halten Sie sich Ihr Ziel fest vor Augen, dann werden Sie das Ganze auch meistern! Nach dieser „Reise" können Sie sich selbst auf die Schulter klopfen, verdammt stolz auf sich sein und haben die bisher beste Form Ihres Lebens!

Auf diesem Wege möchte ich Ihnen für Ihr Interesse an meinem Buch danken und vor allem viel Erfolg, Durchhaltevermögen und einen eisernen Willen für Ihre Diät wünschen.

Wenn Ihnen dieses Buch gefallen hat und Sie mit

mir in Kontakt treten möchten, dann besuchen Sie doch meine Webseite www.richtiges-diaeten.jimdo.com oder meine Facebook-Seite „Richtiges Diäten". Hier können Sie mir unter anderem eventuelle, noch offene Fragen bezüglich Ihrer Diät stellen. Besonders über Ihr persönliches Feedback und eine ehrliche Kunden-Bewertung/ Rezension bei Amazon würde ich mich sehr freuen.

Alles Gute!

Stefan Fraißinet

15. (Kraft-) Trainings-Teil für Anfänger

Dieses Kapitel richtet sich überwiegend an die „Neulinge", welche noch keine bzw. kaum Erfahrung im Bereich Krafttraining haben. Die Hauptzielgruppe dieses Buches wird hier sicher kaum etwas „Neues" finden, da ich nur kurz einige wichtige Grundlagen grob zusammenfassen werde.

(Eigentlich müsste dieser Teil das erste Kapitel im Buch einnehmen, da Training ja bekanntlich immer an erster Stelle steht!)

Was ist in diesem Buch mit Krafttraining gemeint?

Das Trainieren mit freien Gewichten (Lang- und Kurzhanteln) und bei Bedarf noch eine Hand voll ausgesuchter Maschinen/ Geräte (z.B. Wadenmaschine, Beinbeuger-Maschine, Beinpresse).

Wie oft sollte man Krafttraining während der Diät absolvieren?

Drei bis vier Mal pro Woche mit ein bis zwei Tagen Pause zwischen den Einheiten.

Welche Muskeln sollte man generell trainieren?

Alle! Vor allem die Beinmuskulatur!

Wie lange sollte eine komplette Einheit inklusive aufwärmen dauern?

Ca. zwischen 30 und 60 Minuten.

Wie sollte man sich aufwärmen?

Mit den gleichen Übungen die man auch in der jeweiligen Einheit trainiert. Man macht also vor jeder neuen Übung/ Bewegung einer Einheit ca. 1-3 Aufwärmsätze (je nach Leistungsstand/ Übung/ Trainingsgewicht) mit exakt der gleichen Übung. Nur verwendet man dafür deutlich weniger Gewicht und absolviert mehr Wiederholungen.

Man tastet sich also langsam an den eigentlichen Trainingssatz heran. Das bereitet Muskeln, Sehnen und Gelenke auf die kommende Belastung und auf neue Bewegungsabläufe vor. Das Verletzungsrisiko ist dadurch deutlich geringer und deshalb sollte das Aufwärmen auch nie vernachlässigt werden.

Welche Übungen sollte ich ausführen?

Schwere Grundübungen (und eventuell noch ein paar Isolationsübungen):

- Kreuzheben
- Kniebeugen
- Schrägbankdrücken
- Langhantelrudern
- Dips
- Klimmzüge
- Frontdrücken

- Überzüge
- Waden-Übungen
- Bauch-Übungen
- (Beincurls)
- (Trizepsdrücken)
- (Bizepscurls)
- (Fliegende Bewegungen)
- (Seitheben)

Wie viele Sätze und Wiederholungen sollte ich pro Übung ausführen?

Im P.I.T.T.-Force®-Stil genügt ein Satz mit ca. 10-20 Wiederholungen. Im klassischen Volumentraining empfehlen sich ca. 1-3 Sätze zu je 8-12 Wiederholungen.

Wo kann ich die korrekte Technik der Übungen erlernen?

In Gewichtheber-/ KDK-Vereinen, auf P.I.T.T.-Force®-Seminaren und in guten Studios mit erfahrenen Athleten und Trainern.

Wie sollte ein Trainingsplan aussehen und was muss man beachten?

Je fortgeschrittener ein Trainierender ist, desto höher kann man den Trainingsplan „splitten". Für Anfänger empfehlen sich Ganzkörperpläne und Zweier-Splits. Er sollte vernünftig aufgeteilt sein, alle wichtigen Grundübungen enthalten, genügend Regeneration zulassen, Spaß machen und vor allem nicht ständig gewechselt/ verändert werden.

Ein guter Plan kann und sollte problemlos mehrere Monate am Stück beibehalten werden, denn nur so kann man sich auch verbessern bzw. stärker werden.

Wie sieht das Krafttraining während der Diät aus?

Genau wie vor bzw. nach der Diät! Kurz, knackig und intensiv! Bloß weil man jetzt auf Diät ist, heißt das nicht, dass man plötzlich kein „Gas mehr geben" oder anders trainieren muss. Man trainiert einfach zielstrebig weiter, versucht sich zu steigern bzw. die alten Leistungen beizubehalten.

Zum Diät-Ende hin sollte man natürlich keine neuen Rekorde mehr aufstellen, denn kleine Kraftеinbußen (vor allem bei den schweren Grundübungen, wie Kniebeugen und Kreuzheben) sind ab einem gewissen Punkt kaum vermeidbar. Trotzdem sollten Sie sich immer ausreichend anstrengen, um dem Körper zu signalisieren, dass er die vorhandene Muskelmasse unbedingt noch weiterhin benötigt und somit dem Muskelabbau entgegenwirken.

Muss ich zusätzliches Cardio-/ Ausdauertraining absolvieren?

Das hängt von Ihren Diät-Fortschritten ab. Solange Sie durch Krafttraining und Diät Woche für Woche ein Kilo verlieren, brauchen Sie kein zusätzliches „Cardio" einzubauen. Sollten Sie aber an einem Punkt angelangt sein, an dem die Fortschritte stagnieren, Ihre Nahrungsmenge schon relativ gering geworden ist und Sie diese ungern ein weiteres Male reduzieren möchten, dann ist es Zeit für zusätzliches Ausdauertraining. Dieses sollte aber sehr dosiert eingesetzt werden, denn es dient lediglich dazu den Stoffwechsel anzuregen und den Energieumsatz leicht zu erhöhen. Fett wird über Krafttraining (in Kombination mit einer vernünftigen Diät) verbrannt! Deshalb ist es überhaupt nicht notwendig stundenlange „Cardio-Einheiten" zu absolvieren. Ganz im Gegenteil, es ist sogar sehr kontraproduktiv und

„verheizt" nur unnötig hart erarbeitete Muskulatur. Länger als 30 Minuten lockeres „Cardio-Training" sollte es pro Einheit aber nicht sein. Daher empfehle ich, es zwischen 10-20 Minuten zu belassen. Die Anzahl der Einheiten pro Woche hängen logischerweise auch wieder von den persönlichen Diät-Fortschritten ab und sollten nach und nach angepasst werden. Es muss auch nicht immer gleich der Gang aufs Laufband sein.

Meist macht schon etwas mehr Bewegung im Alltag einen deutlichen Unterschied aus (Sparziergang, Fahrrad statt Auto usw.). „Auch Kleinvieh macht Mist!"

Was genau ist P.I.T.T.-Force®?

Eine Methode die es jedermann erlaubt, auf „einfache", smarte und sichere Art und Weise Muskelmasse aufzubauen. Für genauere Informationen sollten Sie unbedingt die Webseite von Karsten Pfützenreuter (www.pitt-force.com) aufsuchen.

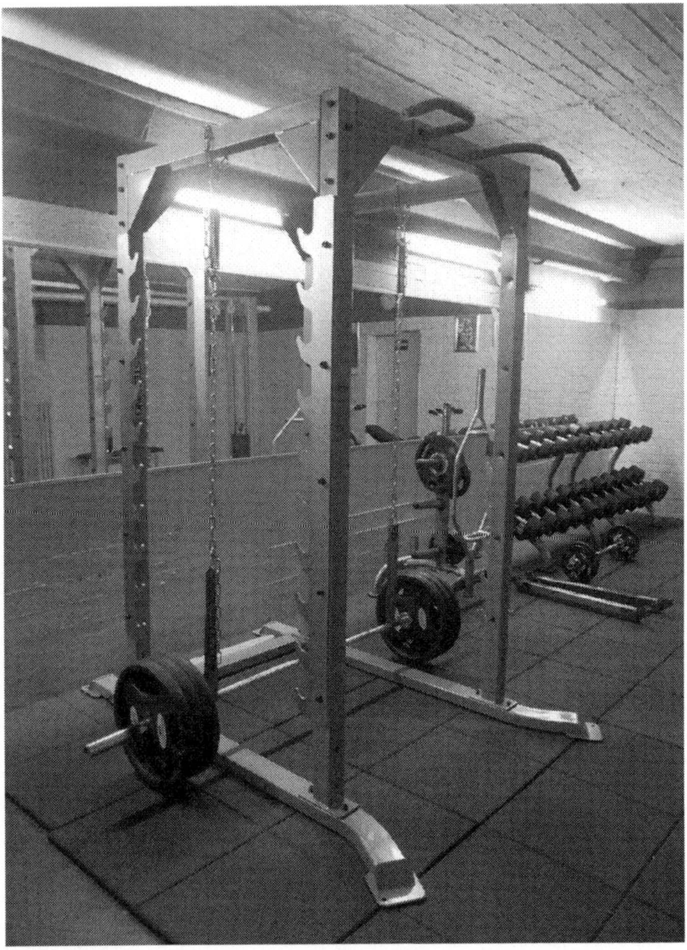

16. Rezeptvorschläge

In diesem Kapitel finden Sie 25 einfache, diätgeeignete und leckere Rezepte. Zu jedem dieser Rezeptvorschläge gibt es ein Foto und eine kurze Beschreibung zur genauen Zubereitung.

Wie der Name schon sagt, sind es nur Vorschläge und natürlich kein absolutes „MUSS" um Erfolg im Training und/ oder in der Diät zu haben. Sie sollen einfach nur eine kleine Hilfestellung bzw. Inspiration für Trainierende sein, welche sich etwas schwer tun, schnell zuzubereitende, diätgeeignete, gesunde und schmackhafte Mahlzeiten zu kreieren.

(Sollten Sie sich während der Diät für ein Rezept entscheiden, dann muss dieses selbstverständlich immer mit in Ihrer täglichen Nahrungsmenge berücksichtigt werden!)

Alle Rezeptvorschläge wurden bewusst einfach bzw. praktisch gehalten und basieren auf den

Prinzipien dieses Buches.

Trotzdem empfiehlt es sich solche Rezepte eher nur zu Beginn der Diät zu verwenden und zum Ende hin immer „sauberer"/ einfacher zu essen bzw. nur noch schlichte Reismahlzeiten zu verzehren. Eine Diät ist nun mal kein „Zuckerschlecken"!

In diesem Sinne wünsche ich Ihnen viel Spaß beim Kochen und natürlich „Guten Appetit!"

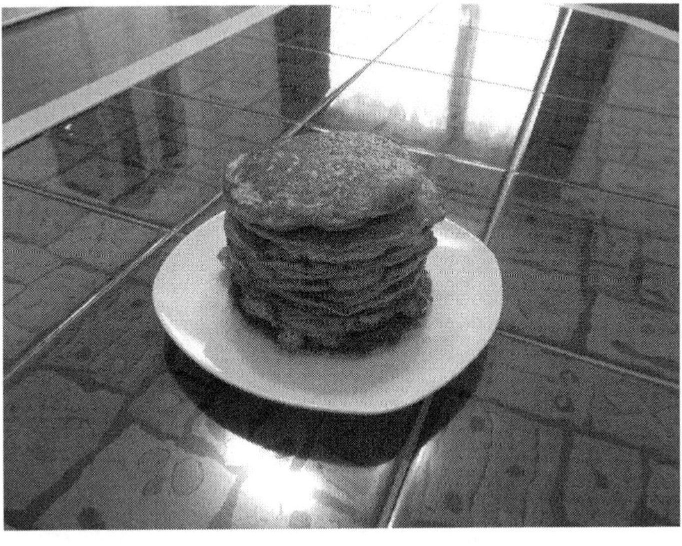

Reis-Protein-Pfannkuchen mit Apfelstückchen und Himbeeren

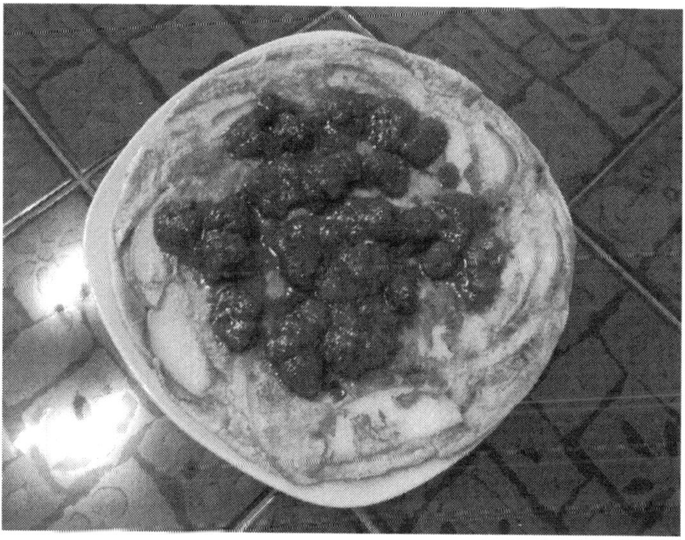

REZEPT:

100g (Trockengewicht) Reis kochen und zusammen mit 4 ganzen Eiern, 50g Proteinpulver (am besten mit Vanillegeschmack), Zimt und etwas Süßstoff in einem Behälter ordentlich durchmixen (Stabmixer).

Aus der Masse dann mehrere Pfannkuchen machen bzw. in einer Pfanne mit etwas Öl anbraten, 1 Apfel in dünne Scheiben schneiden und in die Pfannkuchen drücken, dann wenden und von der anderen Seite fertig braten.

Oben drauf noch ein paar Beeren und schon hat man ganz leckere Pfannkuchen, aus guten Zutaten!

(Reicht für mehrere Portionen.)

Schaschlikspieße mit Reis

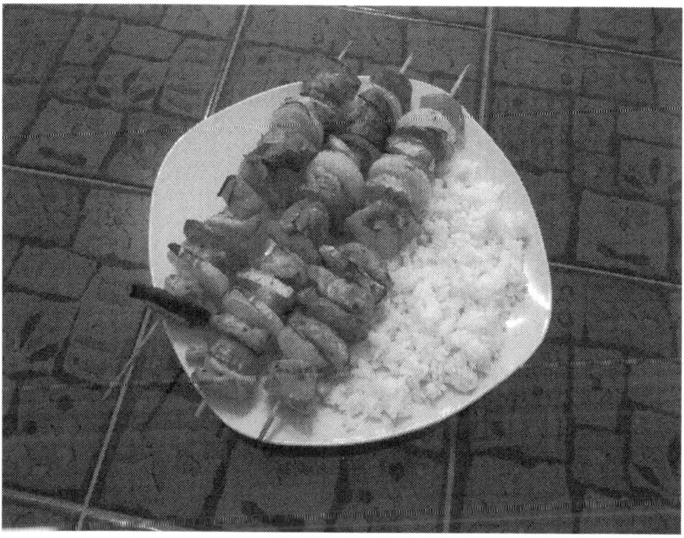

REZEPT:

500g Hähnchen-/ Putenbrustfilet in kleine, dünne Stücke schneiden, nach Belieben würzen und abwechselnd mit Gemüse-Stückchen (Tomate, Paprika, Aubergine, Zwiebel,...) aufspießen und in den Backofen (für ca. 30min bei 200 Grad) schieben.

Dazu noch Reis als Beilage kochen. Fertig!

(Reicht für mehrere Portionen.)

Protein-Ananas-Nuss-Kuchen

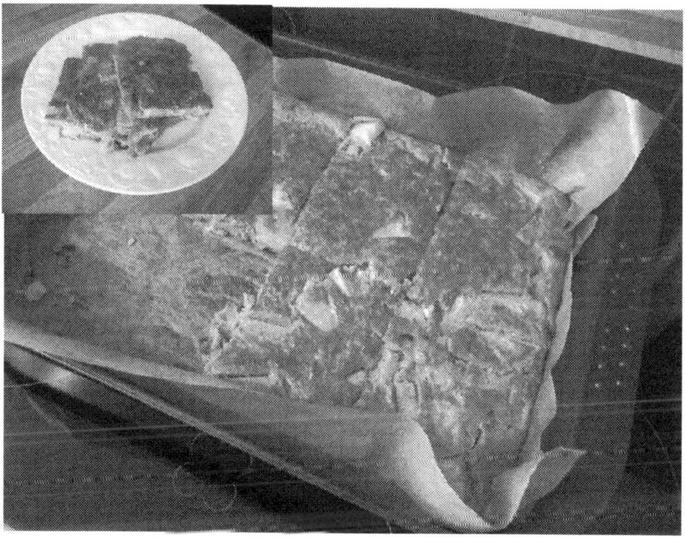

REZEPT:

150g Reis (Trockengewicht) kochen und zusammen mit 5 ganzen Eiern, 60g Proteinpulver, Zimt, Flüssigsüßstoff und eventuell noch ein paar Tropfen Aroma in einem Topf zu Brei mixen (Stabmixer).

Anschließend Ananas-Stückchen und eine Hand voll Nüsse dazugeben, gut verrühren und alles großflächig auf ein Kuchenblech ausbreiten.

Danach bei 225 Grad für ca. 15-20 Minuten in den Backofen schieben. Fertig!

Reis-Pfanne

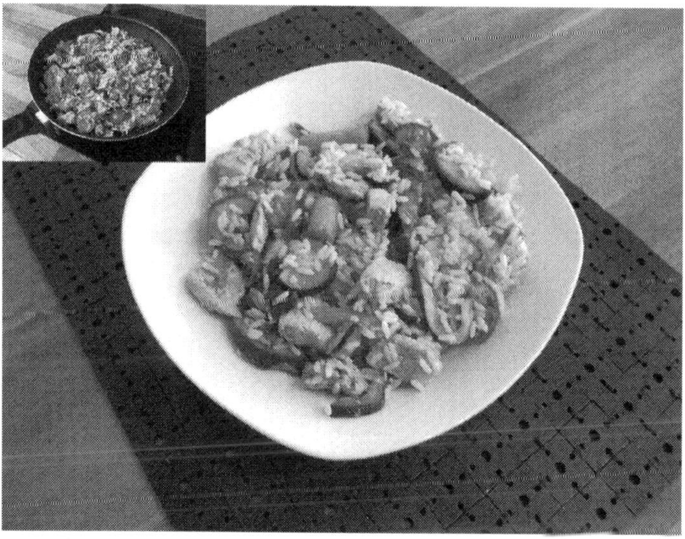

REZEPT:

500g Pute/ Hähnchen in kleine Stücke schneiden und mit 1 EL (10g) Kokosfett in einer großen Wok-Pfanne braten. Danach noch kleine Stückchen aus Pilzen, Zwiebel, Aubergine, Zucchini, Karotten und Tomaten dazu geben, nochmal richtig schön vermischen und weiter braten.

In der Zwischenzeit schon ca. 300g (Trockengewicht) Reis kochen und diesen dann anschließend mit in die Wok-Pfanne geben.

Jetzt nur noch ordentlich würzen, gut vermischen und etwas ziehen lassen. Fertig!

(Reicht für mehrere Portionen.)

Himbeer-Bananen-Shake

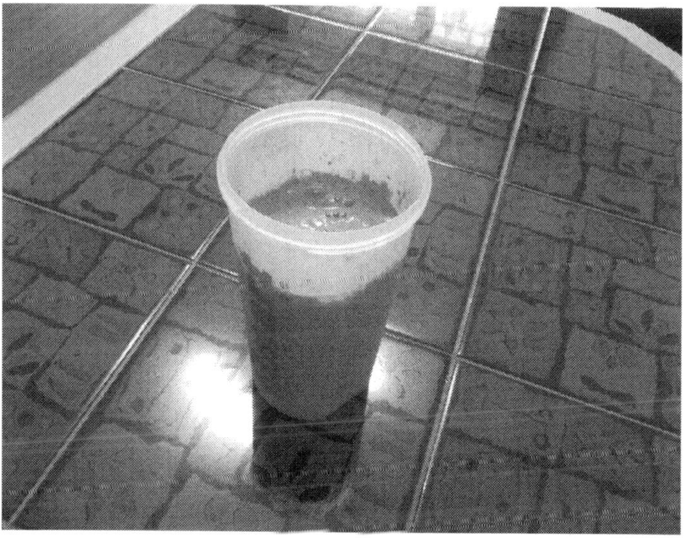

REZEPT:

125g gefrorene Himbeeren, 1 Banane, 30g Proteinpulver (Vanillegeschmack) und Wasser (ca. 200ml) in einen Shaker geben und mit einem guten Stabmixer alles zerkleinern, bis man eine schöne Konsistenz hat. Fertig!

Verwendet man eine gefrorene Banane, dann geht die Konsistenz mehr in Richtung Soft-Eis.

Garnelen-Pfanne

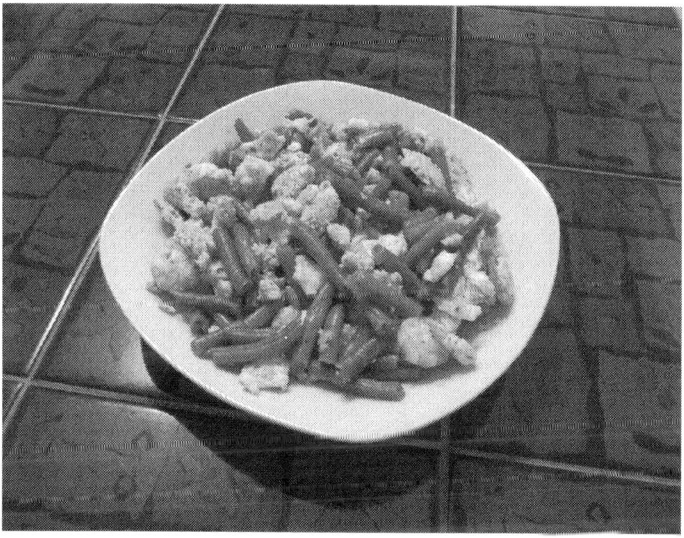

REZEPT:

150g Garnelen mit 1 EL (10g) Walnussöl in einer Pfanne anbraten.

Dazu 4 ganze Eier und Gewürze (am besten in Richtung scharf) geben, gut vermischen und fertig braten.

Als Beilage noch etwas Gemüse dazu. Fertig!

Kleine/ leichte Zwischenmahlzeit

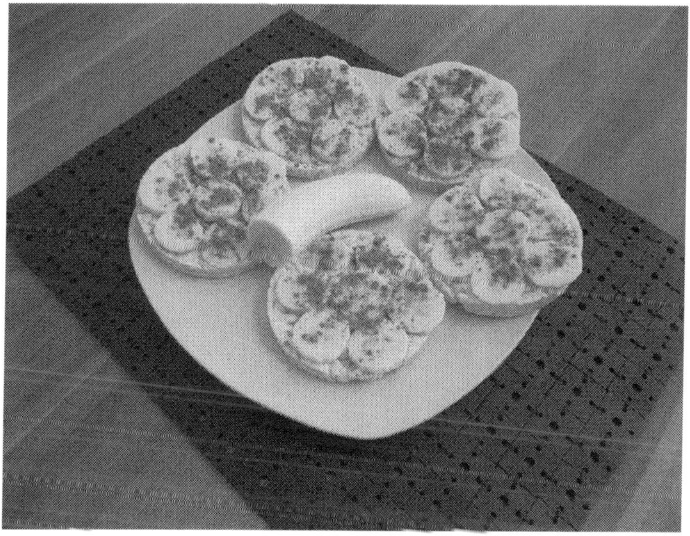

REZEPT:

Reiswaffeln mit Banane (in dünne Scheiben geschnitten), Zimt und etwas Flüssig-Süßstoff.

Gefüllte Paprika mit Basmati-Reis

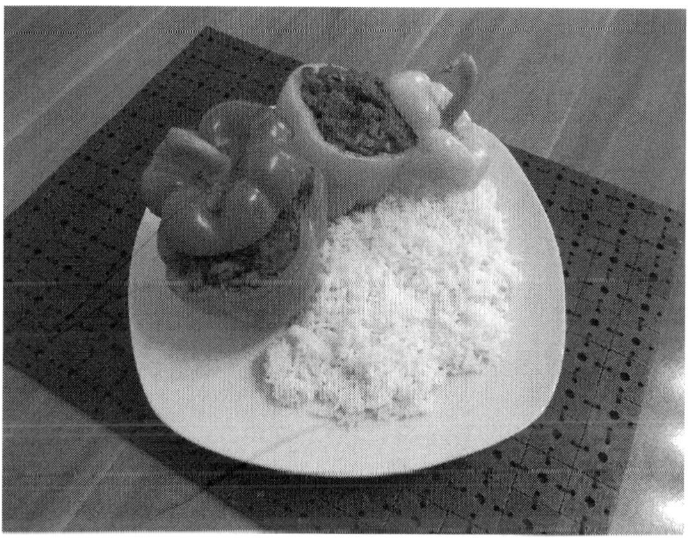

REZEPT:

500g Putenhackfleisch mit 1/2 EL (5g) Rapsöl in einer Pfanne braten.

Danach kleine Stückchen aus Pilzen, Tomate, Zwiebel und Aubergine ebenfalls mit 1/2 EL (5g) Rapsöl braten. Anschließend mit dem Fleisch vermischen und nach Belieben würzen (Curry, Chili, Pfeffer...).

Die Mischung dann in große Paprikas füllen und für kurze Zeit in den Backofen damit (bis die Paprikas weich werden).

Dazu Basmati-Reis kochen und eine halbe Zitrone darüber auspressen. Fertig!

(Mit der angegebenen Menge kann man ca. 6 Paprikas befüllen.)

Protein-Muffins

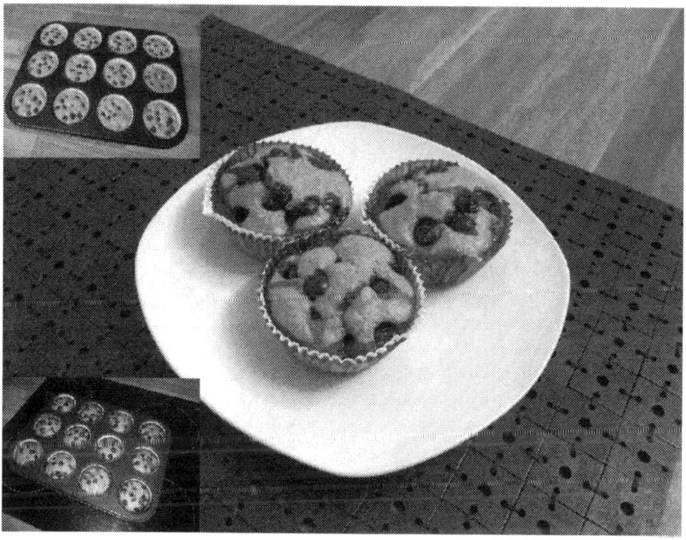

REZEPT:

100g Reis (Trockengewicht) kochen und zusammen mit 4 ganzen Eiern, 30g Proteinpulver, 1 Banane, Zimt, Flüssigsüßstoff und eventuell noch ein paar Tropfen Aroma in einem Topf zu Brei mixen (Stabmixer).

Die Masse dann in kleine Papier-Backförmchen füllen und anschließend noch ein paar Heidelbeeren in jedes Förmchen drücken.

Das Ganze dann auf ein geeignetes Blech verteilen und für ca. 10-15min in den vorgeheizten Backofen bei 220 Grad schieben (bis sie schön "aufgehen" und leicht braun werden). Fertig!

(Aus der angegebenen Menge bekommt man ca. 12 kleine Muffins.)

Folien- (Süß-) Kartoffel mit Tilapia-Filet in Limettensaft

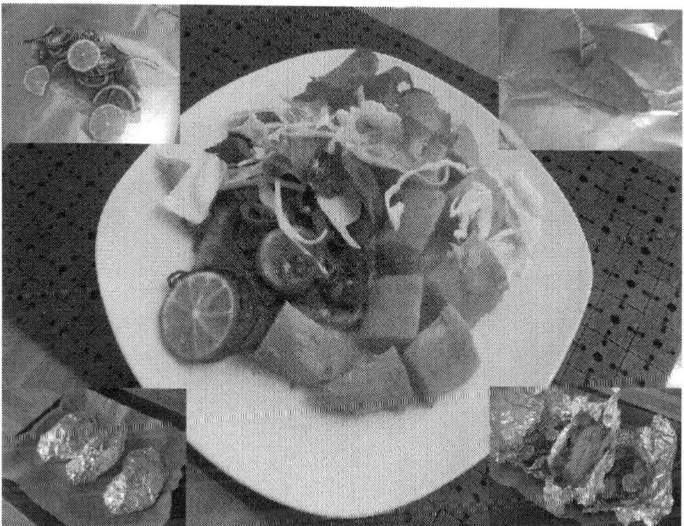

REZEPT:

500g Tilapia-Filet (gefroren) einzeln auf Alufolie ausbreiten, würzen und dünne Scheiben aus Limetten, roter Zwiebel und Peperoni darüber legen.

Danach die Alufolie schließen bzw. alles fest umwickeln.

1-2 große Süßkartoffel(n) mit einer Gabel ringsherum einstechen und ebenfalls in Alufolie einwickeln.

Das Ganze dann auf ein Backblech legen und in den vorgeheizten Backofen bei 225 Grad für ca. 40-60min schieben.

Dazu noch etwas Salat servieren. Fertig!

(Reicht für mehrere Portionen.)

Rinderhack mit Reis

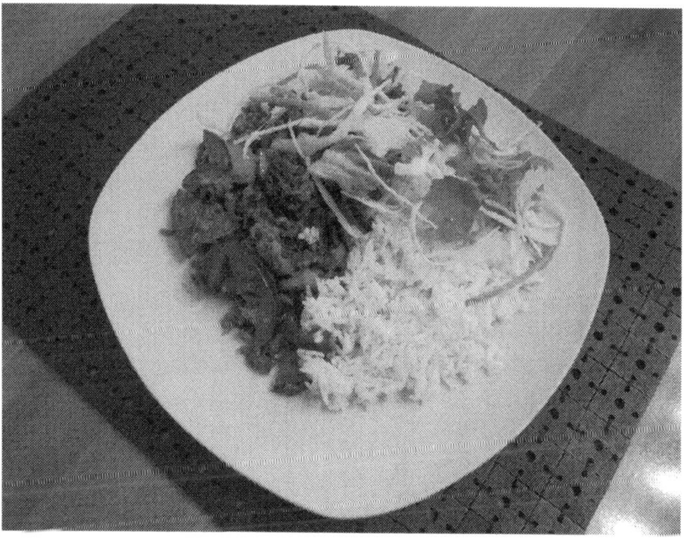

REZEPT:

500g Rinderhack mit 1/2 EL (5g) Öl in einer Pfanne anbraten.

Danach noch dünne Scheiben aus 1/2 Aubergine, 1/2 Zucchini und 1 rote Zwiebel geben, würzen und alles zusammen fertig braten.

Dazu noch ca. 300g (Trockengewicht) Reis kochen und etwas Salat servieren. Fertig!

(Reicht für mehrere Portionen.)

Reiswaffel-Omelett/ -Rührei

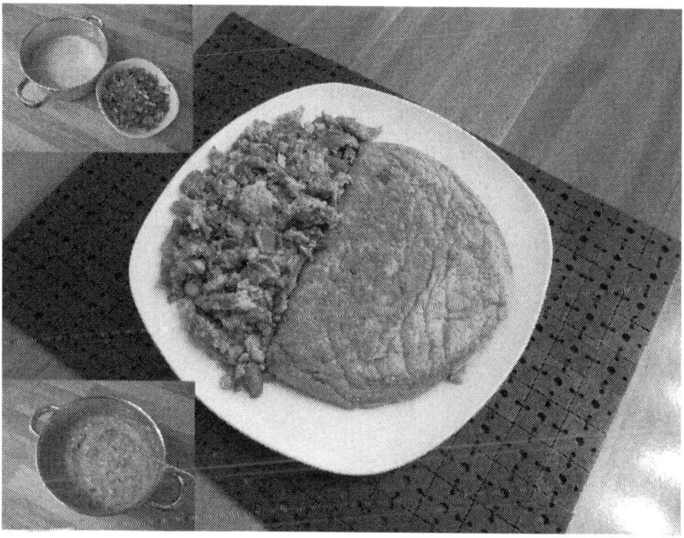

REZEPT:

50g Reiswaffeln in einem Topf zerbrechen, 6 ganze Eier dazu und alles mit einem Stabmixer zu Brei pürieren. Anschließend noch kleine Stückchen aus 1 Tomate, 1 Zwiebel, 1 Peperoni, etwas Schnittlauch und Gewürze geben und gut vermischen.

Das Ganze dann in einer kleinen Pfanne mit etwas Öl und bei geringer Hitze braten.

Entweder als Rührei oder als Omelett. Fertig!

(Reicht für 2 Omeletts/ Portionen)

Naturbelassene Mandelbutter

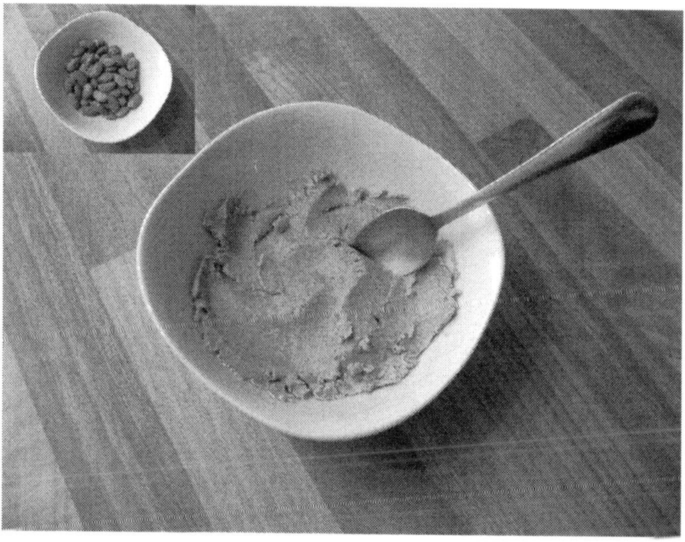

REZEPT:

Beliebige Menge Mandeln in einen Shaker geben und mit einem guten Stabmixer (oder auch in/ mit einem Standmixer) zuerst bei niedrigster Stufe langsam zerkleinern.

Dafür ist etwas Geduld gefragt, aber nach und nach wird aus der anfangs noch pulvrigen Masse, eine immer cremiger werdende Konsistenz.

Sobald man diese erreicht hat, kann man noch eine Brise Salz dazugeben und weiter auf höchster Stufe mixen. Fertig!

(Ca. 10min Mix-Zeit, ab und zu mal mit einem Löffel durchrühren um alle Stückchen zu erreichen.) Etwas mühsam, aber es lohnt sich!

Also, wer statt täglich einer Hand voll Nüsse mal zur Abwechslung einen Löffel Nussbutter "snacken" möchte, sollte es auf jeden Fall ausprobieren. Super lecker!

(Das Ganze funktioniert natürlich auch mit anderen Nüssen. Optional könnte man auch noch etwas Öl dazugeben, um eine noch bessere Konsistenz zu erreichen.)

Sommerliche "Kaltspeise"

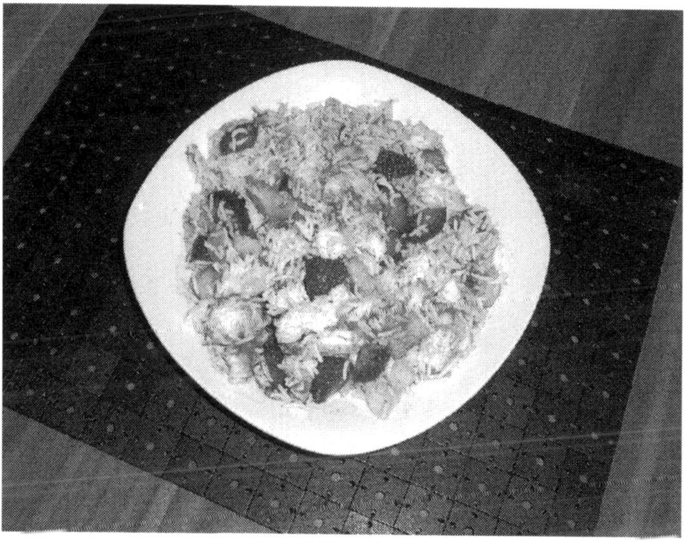

REZEPT:

Reis mit Erdbeere, Mango, Banane und Zimt.

Protein-Soft-Eis

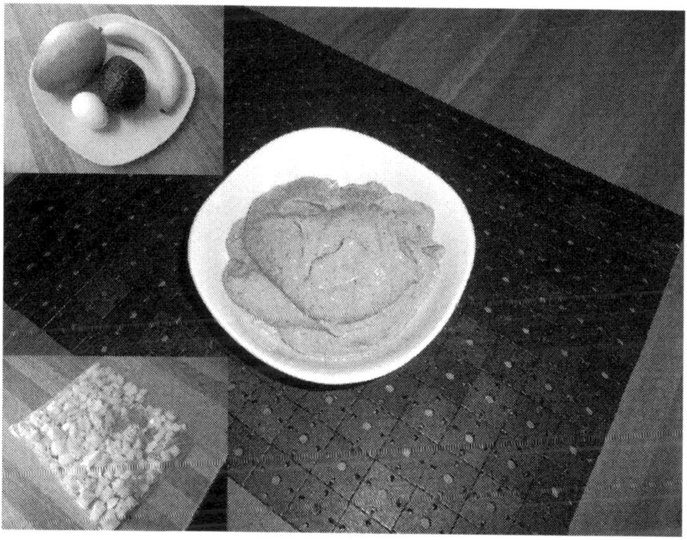

REZEPT:

Vorbereitung: 1 Banane, 1 gekochtes Ei, 1/2 Mango und 1/2 Avocado in kleine Stücke schneiden und großflächig in einem Gefrierbeutel ausbreiten.

Das Ganze dann einfrieren lassen. (Am besten am Vortag, über Nacht.)

Zubereitung: Nun 30g beliebiges Proteinpulver, 125g gefrorene Beeren und die gefrorenen/ vorbereiteten Stücke in einen Topf geben und mit 100ml kaltem Wasser übergießen.

Das Ganze nur noch ordentlich durchmixen (Stabmixer) und schon hat man richtig leckeres und cremiges Soft-Eis!

(Reicht für mehrere Portionen.)

Grüner Protein-Creme-"Pudding"

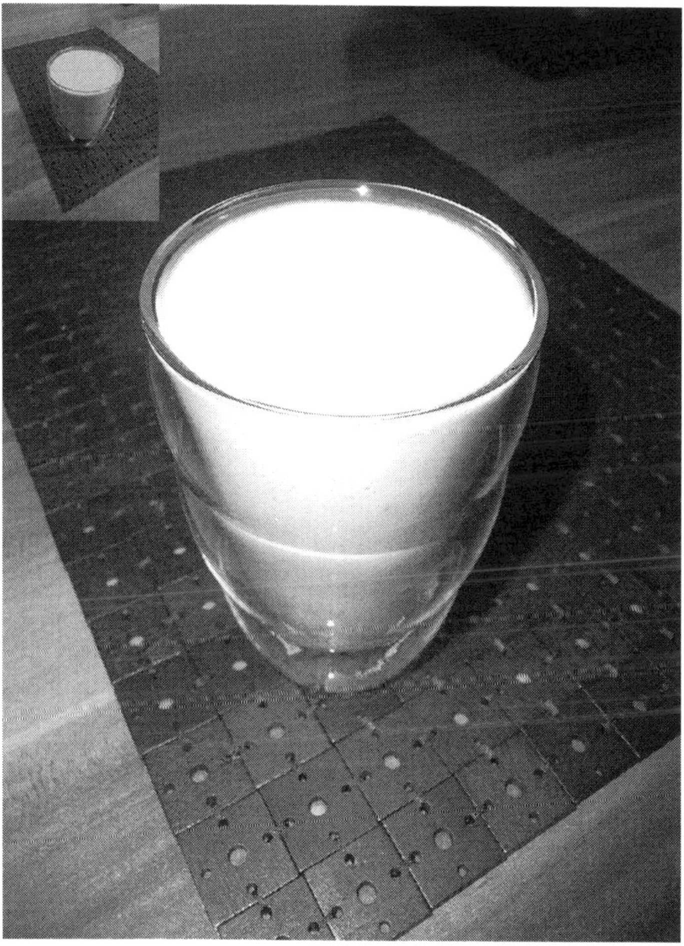

REZEPT:

30g Nüsse und das Fruchtfleisch einer ganzen Avocado in einem Shaker mit einem guten Stabmixer zu Mus pürieren.

Danach 30g Proteinpulver (Vanille) und ca. 150ml Wasser dazugeben (und bei Bedarf noch etwas Flüssig-Süßstoff) und alles nochmal ordentlich durchmixen.

Solange, bis man eine cremige Konsistenz hat. Fertig!

Protein-Kartoffelpuffer/ -Reibekuchen

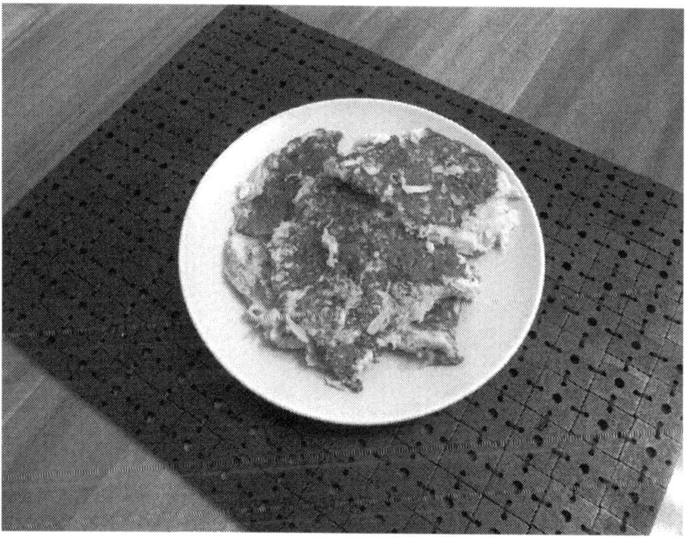

REZEPT:

1 Apfel und 4 mittelgroße Kartoffeln (roh + geschält) zerreiben (Küchenraspel) und anschließend vom Saft/ Wasser befreien.

Das Zerriebene dann in eine Schüssel geben und mit 50g Proteinpulver, 3 ganzen Eiern und einen Spritzer Süßstoff gut vermischen/ verrühren.

Daraus dann mehrere, kleine und dünne Kartoffelpuffer/ Reibekuchen in einer Pfanne mit etwas Öl von beiden Seiten anbraten. Fertig!

(Reicht für mehrere Portionen.)

Schoko-Nuss-Kuchen

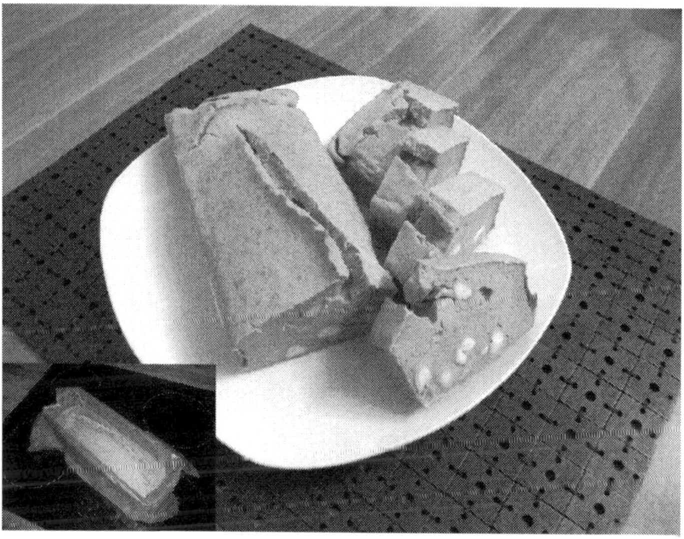

REZEPT:

200g Reismehl, 50g Schoko-Proteinpulver, 2 Bananen, 150ml Wasser, 2 ganze Eier und bei Bedarf noch etwas Flüssig-Süßstoff in einer Schüssel gut zerkleinern/ vermischen (Stabmixer).

Anschließend noch ein bis zwei Hände (ca. 60g) voll Nüsse (z.B.: Cashew-Kerne) dazugeben und alles nochmal gut verrühren.

Das Ganze dann in eine geeignete Backform kippen und für ca. 25min in den Backofen (bei 200 Grad) schieben bzw. bis der Kuchen oben "aufgeht", schön braun und fest geworden ist.

(Die Nüsse können natürlich auch mit/ durch Obststückchen ergänzt bzw. ersetzt werden.)

Reis-Plätzchen mit Zitronenglasur

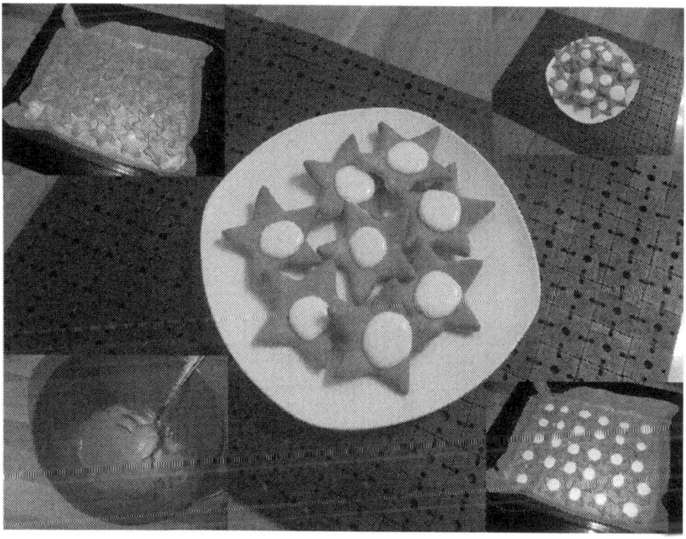

REZEPT:

100g Reismehl, 90g Proteinpulver (z.B. mit Vanille Geschmack), 1 ganzes Ei, 4 EL Walnussöl, 2 EL Wasser und 1/2 TL Salz (und eventuell noch ein paar Spritzer Süßstoff) in einer Schüssel zu Teig kneten.

Diesen dann auf Backpapier ausrollen (Nudelholz) und mit beliebigen Formen ausstechen. (Man muss dazu nicht noch extra Mehl verwenden, da durch das enthaltene Öl und das Backpapier nichts kleben bleibt...).

Die Plätzchen dann für ca. 10-15min in den vorgeheizten Backofen bei 180 Grad schieben.

In der Zwischenzeit 1 Zitrone auspressen und mit 30g Proteinpulver (am besten mit Zitronengeschmack) und etwas Flüssigsüßstoff zu einer dickflüssigen Glasur verrühren.

Die gebackenen Plätzchen dann nur noch abkühlen lassen und anschließend die Glasur auftragen. Fertig!

(Aus der angegebenen Menge bekommt man ca. ein ganzes Blech voller Plätchen heraus.)

Hähnchenbrust (dampfgegart) mit Süßkartoffeln und Gemüse

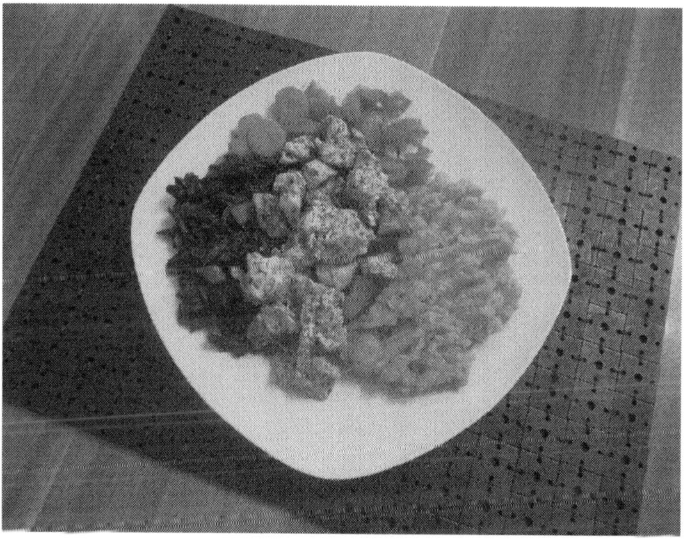

REZEPT:

2 große Süßkartoffeln und 2-3 Karotten kochen (Schnellkochtopf).

In der Zwischenzeit 600g Hähnchenbrust und etwas Zucchini in kleine Stücke schneiden, etwas würzen, gut vermischen und dampfgaren.

Als Beilage noch etwas Gemüse (Rote Bete, Tomaten, Zwiebeln...) servieren. Fertig!

(Reicht für mehrere Portionen.)

Gegrillte Pute mit Backkartoffeln und Gemüse

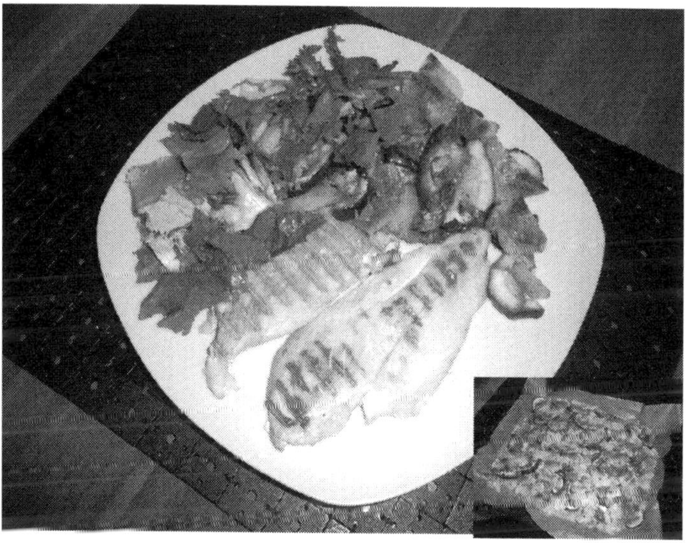

REZEPT:

1 Aubergine, 1 Zucchini, 1 Zwiebel und 1kg Kartoffeln (roh + geschält) in dünne Scheiben schneiden, auf einem Backblech verteilen (zuerst bzw. nach unten das Gemüse und nach oben die Kartoffeln) und gut würzen.

Das Ganze dann für ca. 45min in den vorgeheizten Backofen bei 225 Grad schieben.

Dazu noch 500g Pute oder Huhn grillen und etwas Salat servieren. Fertig!

(Reicht für mehrere Portionen.)

Lachsfilet mit gebackener Süßkartoffel und Kaisergemüse

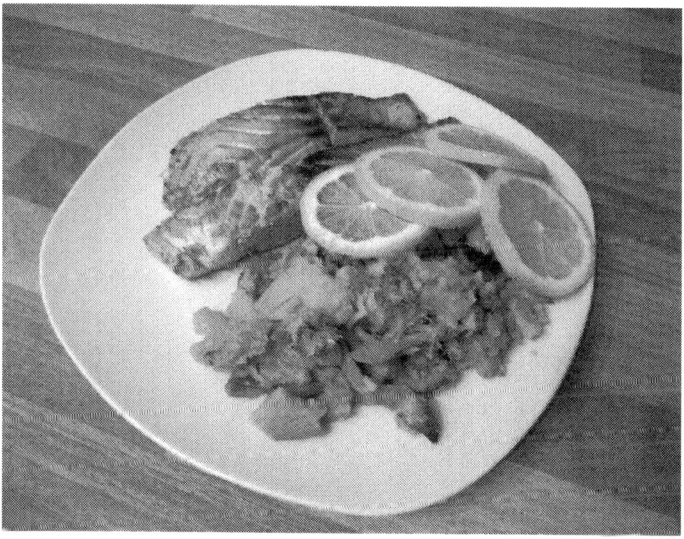

REZEPT:

500g-1kg Kaisergemüse (aufgetaut) auf einem Backblech verteilen.

1-2 große Süßkartoffel(n) (roh) schälen, in kleine dünne Stücke/ Streifen schneiden und über das Kaisergemüse legen.

Dazu noch etwas Salz und Pfeffer geben und das Ganze dann für ca. 40-60min in den vorgeheizten Backofen (bei 220 Grad) schieben.

In der Zwischenzeit noch 350g Lachsfilet in einer Pfanne braten.

Beides dann zusammen servieren und eventuell noch mit einer Zitrone verfeinern. Fertig!

(Reicht für mehrere Portionen.)

Roter Lachs mit Reis und Gemüse

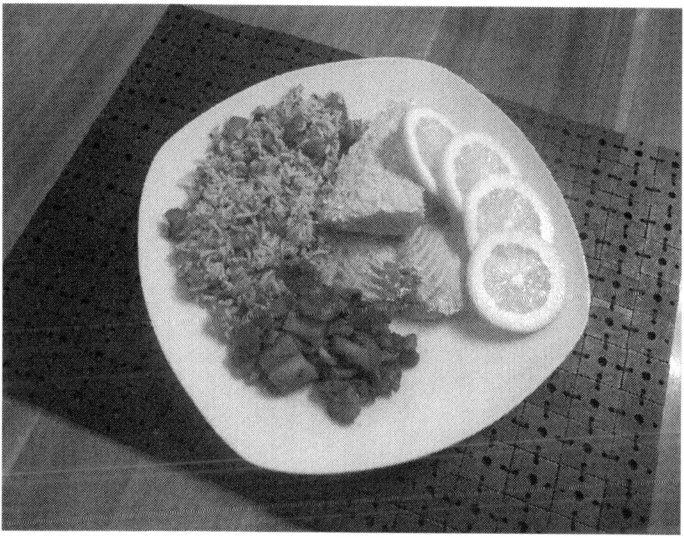

REZEPT:

Ca. 300g (Trockengewicht) Reis kochen, 350g Lachs (tiefgekühlt) in Alufolie einwickeln und in den Backofen schieben (ca. 40-60min bei 200 Grad).

Nun beliebiges Gemüse, Pilze, Zitrone und Gewürze mit dem Reis vermischen. Fertig!

(Reicht für mehrere Portionen.)

Hähnchenbrust mit Ei, Zucchini und Caschews

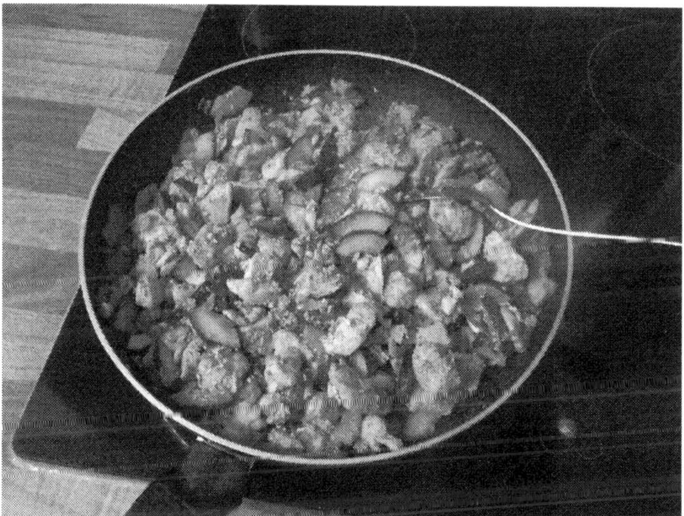

REZEPT:

600g Hähnchenbrust, 1/2 Zucchini und 1 Zwiebel in kleine Stücke schneiden und zusammen mit 1 EL (10g) Olivenöl in einer Pfanne anbraten.

Anschließend noch 2-3 ganze Eier daruntermischen und das Ganze fertig braten.

Jetzt nur noch eine Hand voll Cashew-Kerne und etwas Gewürze dazugeben, nochmal gut vermischen und kurz ziehen lassen. Fertig!

(Reicht für mehrere Portionen.)

Thunfisch-Burger/ -Frikadellen

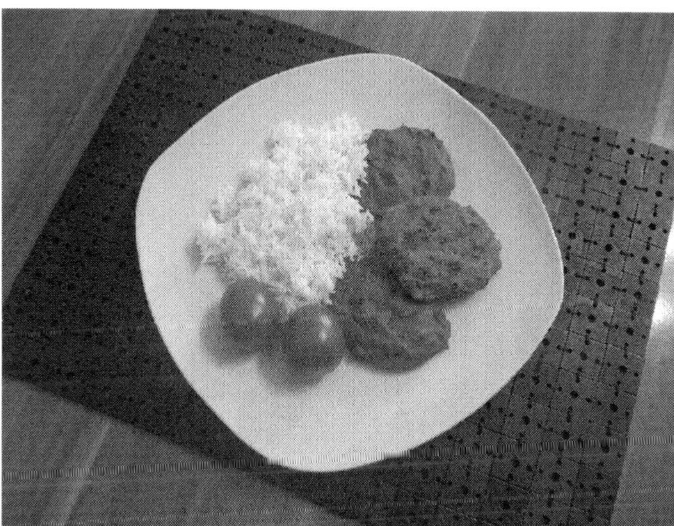

REZEPT:

150g Thunfisch, 1 ganzes Ei und ca. 50g Reismehl (zum Binden) in eine Schüssel geben und mit einem Stabmixer zu Brei pürieren.

Anschließend kleine Zwiebelstücke, Gewürze und Kräuter mit untermischen und gut verrühren.

Aus der Mischung dann kleine Burger formen und in einer Pfanne mit etwas Öl von beiden Seiten braten.

Oder die geformten Burger auf Backpapier legen und für ca. 15min in den vorgeheizten Backofen (bei 220 Grad schieben). So benötigt man kein Öl.

Dazu noch etwas Reis und Gemüse servieren. Fertig!

(Die angegebene Menge reicht für ca. 6 kleine Burger/ Frikadellen.)

17. Über den Autor

Ich bin kein großer Redner, Schreiber oder bekannter Schriftsteller, sondern einfach nur ein Athlet, der motivierten Menschen beim Abnehmen helfen möchte.

Ich lebe in Köln, bin 28 Jahre alt, glücklich verheiratet und arbeite bei einem großen Autohersteller als Industriemechaniker.

Wie Sie sicher schon bemerkt haben, betreibe ich mit voller Leidenschaft Krafttraining/ Bodybuilding und möchte in naher Zukunft an einem Natural-Bodybuilding-Wettkampf teilnehmen. Vor ein paar Jahren hätte ich daran noch nicht einmal im Traum gedacht, aber seitdem ich zwei ganz besondere Menschen kennengelernt habe, hat sich dies nach und nach geändert und der Traum ist gar nicht mehr so weit von der Realität entfernt.

Warum ich dieses Buch überhaupt geschrieben habe? Ganz einfach, weil ich aus eigener Erfahrung ganz genau weiß, wie schwer es heutzutage ist, an brauchbare bzw. ehrliche Informationen zum Thema Abnehmen zu gelangen und ich heilfroh bin, dass mir damals auch mal jemand die Augen geöffnet bzw. geholfen hat! Nun bin ich an der Reihe und sehe es als eine Selbstverständlichkeit an, davon wieder etwas „zurückzugeben". Es war quasi meine Pflicht dieses Buch hier zu veröffentlichen und ich hoffe, dass ich damit möglichst viele Trainierende erreiche bzw. ihnen helfen kann.

Denn ich war selbst einmal in der Situation, dass ich zwar motiviert war, aber einfach nicht wusste, wie man richtig und erfolgreich abnehmen kann. Woher denn auch!? An jeder Ecke erwarten einen neue Lügenmärchen, schön verpackt als „Super-Wunder-Trend-Diäten", welche nur darauf ausgelegt sind, den Leuten das Geld aus der Tasche zu ziehen und trotzdem keine Erfolge bringen. Gleiches gilt auch für das Thema Muskelaufbau.

Da ich aber unbedingt wissen wollte, wie man einen schönen, starken und schlanken Körper bekommt, bestand für mich nur noch eine Möglichkeit. Ich musste ganz einfach mal einen richtigen Athleten/ Bodybuilder persönlich kennenlernen. Denn wer könnte all meine Fragen besser beantworten, als ein Jemand, der seinen Körperfettanteil gezielt in den einstelligen Prozentbereich bringen kann!?

Ich hatte das große Glück und lernte gleich zwei dieser „Exemplare" kennen. Zum einen Karsten Pfützenreuter (Wettkampfathlet, professioneller Trainer, Buchautor und professioneller Betreuer von national und international erfolgreichen Athleten), welcher die Trainingsmethode „P.I.T.T.-Force®" ins Leben gerufen hat (unter anderem hat er auch zwei sehr empfehlenswerte Bücher geschrieben, zu denen es ein eigenes Forum gibt, indem man professionelle Hilfe direkt aus erster Hand gratis bekommt) und zum anderen meinen Kumpel, Armin Memic (IFBB-Classic-BB-Athlet, mehrmaliger GNBF-Deutscher Meister und WNBF-Profi).

Durch deren tolle Hilfe und Unterstützung wurden mir Schritt für Schritt die Augen geöffnet und ich erfuhr endlich worauf es beim Thema Abnehmen/ Fettabbau (und Muskelaufbau) wirklich ankommt. Genau dieses Wissen, gepaart mit meinen eigenen Erfahrungen, habe ich Ihnen in diesem Buch offenbart. (Wer mehr zum Thema Muskelaufbau erfahren möchte, der wird im Kapitel „Empfehlenswerte Literatur/ Links/ Quellen" sicher fündig werden.)

An dieser Stelle möchte ich mich bei den Beiden nochmals herzlich bedanken, denn ohne sie wäre ich vermutlich im „Märchen-Sumpf" der Fitnessszene untergegangen, hätte niemals meine jetzige körperliche Entwicklung erreicht und dieses Buch wäre auch nicht entstanden. Besonderer Dank gilt natürlich auch meiner Frau und allen anderen, die mich sonst noch in irgendeiner Art und Weise unterstützt haben.

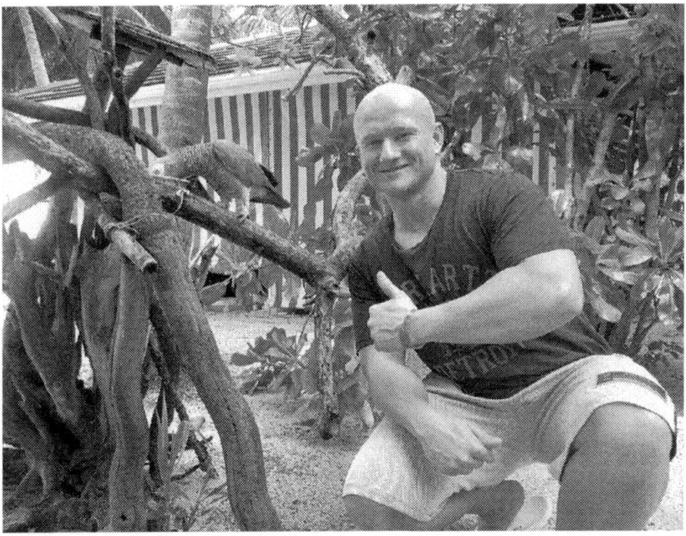

Rechtliches, Hinweise und Herausgeber

Ich hafte für keinerlei Schäden, egal in welcher Form, die durch die Nutzung bzw. Nichtnutzung der dargebotenen Informationen verursacht werden.

 Für Kritik, Fragen und Anregungen bin ich immer offen.

Herausgeber:

Stefan Fraißinet

An der Pulvermühle 35

51105 Köln

Email: richtiges-diaeten@gmx.de

Empfehlenswerte Literatur/ Links/ Quellen

- Die Seele der Muskeln - Krafttraining jenseits von Sport und Show von Werner Kieser

- Keep It Simple - Bodybuilding und Fitness - Einfach, mit Humor und Verstand von Jürgen Stickelbrock

- Der Wille zur Kraft - Die 10 Gebote kompromissloser Leistungssteigerung in Bodybuilding & Kraftsport von Christian Zippel

- P.I.T.T.-Force - Professional Intensity Training Techniques von Karsten Pfützenreuter

- P.I.T.T.-Force - Training - einfach, sauber, sicher, smart! - Das Übungsbuch von Karsten Pfützenreuter

www.pitt-force.com

www.richtiges-diaeten.jimdo.com

Besuchen Sie „Richtiges Diäten“ auf Facebook!

19648470R00083

Printed in Poland
by Amazon Fulfillment
Poland Sp. z o.o., Wrocław